CONCOMITANCE

DES

MALADIES DU FOIE ET DES REINS

ET EN PARTICULIER

DES REINS DANS L'ICTÈRE

Contribution à l'anatomie et à la physiologie pathologique de l'ictère grave

(Théorie rénale).

PAR

Eugène DECAUDIN,
Docteur en médecine de la Faculté de Paris,
Ancien interne des hôpitaux de Paris.

PARIS
V. A. DELAHAYE ET Cie, LIBRAIRES-ÉDITEURS.
Place de l'Ecole-de-Médecine.

1878

CONCOMITANCE

DES

MALADIES DU FOIE ET DES REINS

ET EN PARTICULIER

DES REINS DANS L'ICTÈRE

CONCOMITANCE

DES

MALADIES DU FOIE ET DES REINS

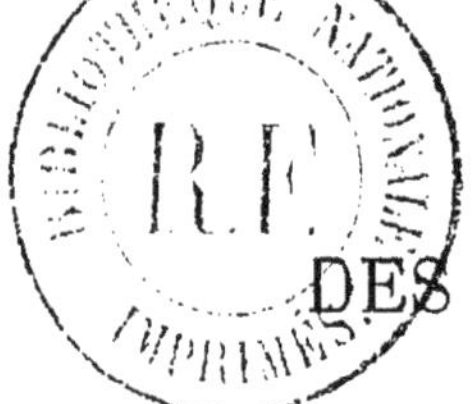

ET EN PARTICULIER

DES REINS DANS L'ICTÈRE

Contribution à l'anatomie et à la physiologie pathologique de l'ictère grave

(Théorie rénale).

PAR

Eugène DECAUDIN,
Docteur en médecine de la Faculté de Paris,
Ancien interne des hôpitaux de Paris.

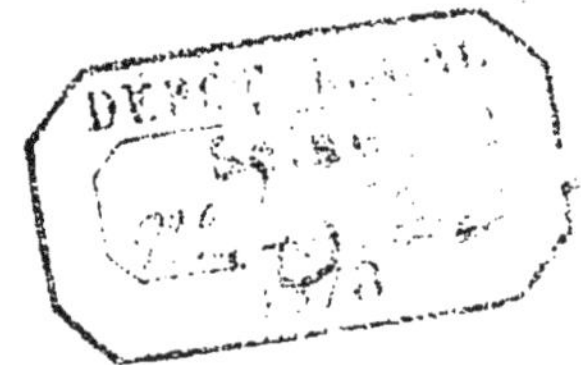

PARIS
V. A. DELAHAYE ET Cie, LIBRAIRES-ÉDITEURS.
Place de l'Ecole-de-Médecine.

1877

CONCOMITANCE

DES

MALADIES DU FOIE ET DES REINS

ET EN PARTICULIER

DES REINS DANS L'ICTÈRE

CONTRIBUTION A L'ANATOMIE ET A LA PHYSIOLOGIE PATHOLOGIQUE DE L'ICTÈRE GRAVE (THÉORIE RÉNALE).

INTRODUCTION.

Le foie et le rein ont toujours eu l'avantage d'attirer fortement l'attention des cliniciens physiologistes et anatomo-pathologistes. Ces deux organes ont en effet une première place dans la hiérarchie des viscères, et leurs rôles si multiples ont exercé au plus haut point la sagacité des chercheurs.

Leurs maladies ont fait l'objet de monographies nombreuses, mais jusqu'alors il n'a pas été fait d'une façon spéciale de travail, du moins à notre connaissance, qui ait marqué la part que pouvaient prendre ces deux organes à la fois dans un processus pathologique où tantôt le rein et tantôt le foie attiraient seuls l'attention. On ne s'est pas assez occupé, ou du moins on n'a pas cherché à faire ressortir l'effet d'une complication rénale dans la cirrhose par exemple ou dans l'ictère devenant grave.

Nous ne pouvons, malgré notre désir, nous étendre sur tous les cas de conçomitance des maladies du foie et du rein ; nous réserverons et nous bornerons surtout notre étude à la question des reins dans l'ictère chronique et des reins dans l'ictère grave. Ce sujet est assez vaste, et nous sommes heureux de pouvoir ici rendre le juste hommage de notre reconnaissance à M. le professeur Charcot, qui a bien voulu nous aider de ses conseils, nous encourager dans cet essai, en nous communiquant quelques notes prises autrefois par lui, sur ce sujet qui l'avait séduit lui aussi, à l'époque des discussions sur la physiologie pathologique des ictères graves. — Nous ne pouvons non plus commencer ce travail sans remercier notre excellent maître M. Brouardel, dans le service de qui nous avons puisé, sinon l'idée de la question elle-même du moins tous les éléments et tous les avis qui peuvent servir à la rendre plus complète. — Nous regrettons de ne pas apporter dans ce travail un contingent personnel plus riche en faits que celui qu'on trouvera dans cette thèse. Mais la faute n'en est pas à notre volonté, elle doit être rejetée sur la rareté des cas d'ictère grave que l'on observe à l'hôpital. Trois cas seulement se sont présentés cette année dans le service de M. Brouardel. L'un était un ictère pseudo-grave, l'autre une angiocholite suppurée, le dernier enfin était un ictère chez une femme grosse éclamptique.

Nous ne donnerons que l'observation du dernier fait (Voir à l'article des femmes grosses). Le regret que nous exprimons est d'autant plus légitime que dans le service de M. Brouardel, tout ce qui est relatif au foie est minutieusement observé et que grâce à M. Descouts, son préparateur, que nous remercions ici de ses analyses, rien n'échappe à l'investigation histologique et chimique, dans les maladies du foie. Quoi qu'il en soit, nous avons entrepris cette étude, que nous aurions voulu d'une façon générale intituler : « *Concomitance des maladies du foie et des reins,* » et que nous aurions voulu également diviser en deux parties.

Dans la première, nous aurions fait la concomitance des maladies du foie et des reins dans la dégénérescence fibreuse (cirrhose), graisseuse (stéatose), cérumineuse et amyloïde. — Nous y aurions ajouté l'altération concomitante du foie et des reins dans la syphilis, la mélanémie et le diabète. — Mais faute d'espace, nous nous bornerons à résumer brièvement cette partie qui pourra tenter d'autres chercheurs.

Dans la seconde partie, qui est le véritable objet de ce mémoire, nous étudierons surtout l'état des reins dans l'ictère chronique et dans l'ictère grave des adultes et des femmes en couche, dans le but bien décidé d'établir que ces organes d'émonction jouent souvent un grand rôle dans l'étude clinique de l'ictère grave, et modifient même le processus pathologique de ce syndrome.

PREMIÈRE PARTIE.

Préliminaires.

Nous ne pouvons, ainsi que nous l'avons dit dans l'Introduction, que résumer sous forme de préliminaires cette première partie relative aux concomitances des maladies du foie et des reins.

Dans la cirrhose, la dégénérescence scléreuse du foie peut s'étendre aux poumons et surtout aux reins. (Diathèse fibroïde de Sutton, cité par M. Charcot). Ce fait se comprend d'autant mieux que les mêmes causes, l'alcoolisme entre autres, peuvent engendrer les mêmes effets : Hépatite interstitielle et néphrite interstitielle souvent parenchymateuse, mal de Bright. Becquerel et Rodier, 1854, *Traité de chimie biologique*, Brachet, v. p. 317, 318, 321, parlent de la concomitance du mal de Bright chez les cirrhotiques. Sur 50 cas de cirrhose du foie, Dickinson a trouvé huit fois les reins granuleux, Grainger Stewart, sur 100 cas de rein contracté, a trouvé 15 cas de cirrhose. Ces auteurs sont rapportés par M. Charcot, dont l'avis sur cette question est que le foie est généralement envahi le premier et subit le premier les effets de l'alcoolisme.

La stéatose porte également sur le foie et le rein d'une façon concomitante et en général sous l'influence de la même cause. Toutefois, il faut distinguer ici la stéatose simple des femmes grosses ou des nourrices, de la dégénérescence graisseuse proprement dite. Dans ces cas, en effet, le foie est seulement infiltré de graisse et non dégénéré. Mais quand la dégénérescence survient dans le foie sous l'influence des suppurations, du cancer, des kystes suppurés, etc., le rein est aussi malade en général, et ces deux faits tiennent sans doute à l'anémie, à l'altération du sang qui engendrent à leur tour une cachexie où le foie, organe hématopoïétique, joue un rôle principal. L'échange des matières se fait mal, l'urée est très-abaissée, et si peu que le filtre rénal tombe en dégénérescence on a ces états spéciaux qui se terminent fatalement, avec anasarque, albuminurie, etc., qui contr'indiquent les opérations et exposent à la septicémie chirurgicale (Verneuil), (thèse d'H. Casalis). Ce sujet est traité longuement par Frerichs, Lecorché. Voir également la thèse de Fernand Babillot. (Paris, 1877, inspirée par M. Brouardel.)

La dégénérescence amyloïde peut altérer à la fois et le rein et la glande hépatique. Mais souvent aussi le rein est gras quand le foie est amyloïde ou inversement. Cette dégénérescence étudiée par Frerichs, Lecorché et Charcot, peut entraîner de graves désordres, et c'est surtout en chirurgie que le diagnostic en devra être fait à temps. Il indique, en effet, d'enlever à propos un séquestre, source d'une suppuration prolongée, ou bien si l'état est trop avancé, il contr'indique une opération (thèse Casalis). Ces idées sont celles de M. Verneuil.

La syphilis également peut porter son action sur le foie et sur les reins. La dégénérescence graisseuse, amyloïde, la sclérose, et en permier lieu les tumeurs, sont les manifestations de la syphilis viscérale, qui amènent une cachexie précoce, et parfois même contr'indiquent le traitement mercuriel. — Frerichs, Lecorché, Gaillard-Lacombe, Lancereaux, ob. d'Oré et Dejerine, Bulletin de la Société anatomique, 1874, sont à consulter sur cette matière.

La mélanémie peut atteindre les viscères qui nous occupent;le pigment, charrié par le sang,s'arrête souvent,en effet, dans le foie, les poumons et les reins notamment. Frerichs signale même des observations de fièvre intermittente avec prédominance d'altération rénale. Cette dernière lésion va même jusqu'à modifier la marche de la fièvre palustre. Ne pourrait-elle pas expliquer les formes pernicieuses, convulsives, délirantes, comateuses, urémiques en un mot? L'albuminurie, en effet, se montre quelquefois dans ces formes, des cylindres fibrineux, chargés de pigment, se sont rencontrés à l'examen des urines, et l'albuminurie même était, dans certains cas, plus abondante pendant les paroxysmes d'une fièvre à accès éloignés (fièvre quarte), tandis que dans l'intermission il y avait diminution et même disparition de ce produit. (Article *Albuminurie*, Jaccoud, Diction naire.)

Le diabète sucré a beaucoup, lui aussi, exercé la sagacité des anatomo-pathologistes. Mais,malgré tous les efforts, l'origine du mal n'a pu être précisée. La théorie du diabète par altération du foie n'a pas trouvé assez de preuves. Les reins sont souvent malades consécutivement, et l'albuminurie est un signe du plus fâcheux pronostic; mais très-rarement, une fois peut-être, les reins étaient malades en même temps que le foie. V. Durand-Fardel, *Traité du diabète*). M. Verneuil a récemment appelé l'attention, dans une note communiquée à la réunion du Havre (V. *Gazette hebdomadaire*, 19 octobre 1877), sur les alcoolo-diabétiques, et dans ces cas, il a trouvé le foie et le rein malades. Pour lui cet état constituerait une contr'indication formelle à toute intervention. L'espace et le temps nous manquent pour développer ce que le célèbre chirurgien avance sur l'état du foie et des reins dans ces cas (au nombre de quatre); mais la question, nous l'espérons, sera reprise par M. Verneuil qui n'abandonnera pas cette idée vraiment médicale et pouvant prévenir les déboires chirurgicaux. Il existe encore des maladies où le foie et les reins sont atteints simultanément.

C'est ainsi qu'on a récemment présenté à la Société anotomique un cas observé par M. J. Lataste, interne de M. B. Ball, à Saint-Antoine, où l'on remarquait une dégéneres cence kystique du foie et des reins n'ayant rien de commun avec les hydatides. M. Malassez prit la parole à propos de recherches qu'il a faites sur des cas semblables. (Bulletins de la Société anatomique, décembre 1877.)

En mars 1877, M. Castex, interne de M. Trélat, à la Charité, présenta également un cas curieux de tumeurs identiques (adénoïdes) du foie et des reins. La mort était survenue au milieu des accidents de l'ictère grave. (Bulletins de la Société anatomique, mars 1877).

DEUXIÈME PARTIE.

Exposé sommaire des principales théories de l'ictère grave.

L'ictère grave a depuis longtemps frappé l'attention des médecins, et, sans vouloir faire ici l'historique de la question, nous étudierons l'ictère grave à partir du momentoù les investigations microscopiques et expérimentales sont venues jeter un nouveau jour sur ce point de la pathologie du foie.

On peut diviser les auteurs en trois groupes principaux :

1° Les uns rapportent tout à une lésion primitive du foie.

2° Les autres font de l'ictère grave une maladie essentielle, caractérisée principalement, uniquement par sa malignité.

3° D'autres enfin ne voient dans la lésion qu'une conséquence de la maladie et cherchent dans une altération plus générale,et qui diffère pour chacun d'eux, l'explication des phénomènes.

Un dernier groupe serait à définir et à établir, c'est celui où, dans l'ictère grave, le rein semble jouer un rôle important. C'est celui-là surtout que nous développerons.

Nous avons établi cette classification en nous basant quelque peu sur un ordre chronologique ; mais pour mieux faire ressortir l'intérêt dela lésion des reins, nousplacerons en dernier la théorie des organicistes qui se fondent sur l'anatomie pathologique du foie pour tout expliquer.

Nous passons à l'étude des théories de ceux qui, comme Monneret, paraissent convaincus que l'ictère grave est une maladie générale, septicémique où la lésion du foie, si fréquente qu'elle soit, ne constitue après tout qu'un syndrôme éventuel. Ils admettent dès lors que l'ictère grave est dû à une intoxication du sang par un poison encore indéterminé et sans doute de la nature de ceux qui président à l'affection typhoïde, au choléra, à la fièvre jaune : c'est cette toxémie qui suffirait à expliquer la genèse des accidents graves de l'ictère.

Cette théorie semblerait satisfaire tout le monde, l'ictère grave serait essentiel, sporadique ou épidémique et un poison indéterminé porterait son action sur le foie et sur les reins, d'où les accidents graves, de même que le poison typhoïde semble s'attaquer de préférence aux glandes de Peyer qu'il ulcère et expose aux complications intestinales, sans compter les autres désordres dus à ce même agent, indéterminé jusqu'ici.

C'est surtout Monneret qui est à la tête des essentialistes, et pour lui l'ictère grave était remarquable par sa tendance aux hémorrhagies, dues à une altération primitive du sang ; aussi l'appelait-il ictère hémorrhagique essentiel. La défibrination admise aussi par M. Lancereaux n'a pas été confirmée par l'analyse. Cette théorie ne peut donc subsister, d'autant plus qu'il serait difficile de démontrer comment des individus, sains jusqu'alors, pris subitement d'ictère et enlevés en peu de temps par les accidents graves, avaient une altération préalable du fluide sanguin.

Pour Ozanam, la théorie est plus simple encore, c'est la *malignité* qui fait d'une maladie ordinairement bénigne, une affection des plus dangereuses. Qu'est-ce que la malignité ? N'insistons pas.

Outre l'essentialité et la malignité, les recherches se sont multipliées pour découvrir dans les fluides et dans le fluide sanguin surtout, un agent toxique, mystérieux et indéterminé qui fait la gravité de la maladie. Nous avons parlé de la défibrination du sang, et, dans ce même ordre, nous devons donner place ici aux différentes théories des ictères hématogènes, c'est-à-dire des ictères produits par la présence de la bile dans le sang.

On sait en effet que la bile qui se répand dans les tissus et qui ressort par les urines qu'elle colore, a été véhiculée dans le sang. C'est là ce qui constitue l'ictère. Mais par quel mécanisme la bile pénètre-t-elle dans le sang ? Est-ce par suppression des fonctions hépatiques que les matériaux de la bile préexistant dans le sang se répandent dans les tissus ? Non, car il est démontré que les matériaux de la bile ne sont pas préformés. C'est le foie qui fait la bile de toutes pièces. Est-ce alors par résorption des éléments biliaires sous l'influence d'un obstacle siégeant ou bien dans les canaux d'excrétion ou bien dans les canaux intra-hépatiques ? Cette théorie semble plus vraie, mais que devient l'ictère par résorption, dans les cas où aucun obstacle n'est trouvé à l'autopsie ? C'est pour expliquer ces cas que les théories hématiques ont été émises.

Nous aurons à distinguer la théorie des chromogènes de Frerichs qui prouve peu pour l'ictère grave en particulier. Les acides biliaires résorbés par l'intestin passent dans le sang et donnent naissance à un pigment biliaire qui, au fur et à mesure qu'il est engendré, doit subir une oxydation ; cette oxydation le fait changer de nature et l'empêche de passer à l'état de pigment coloré de l'urine. Mais que, pour une cause ou une autre, l'oxydation se fasse mal, le pigment restera tel qu'il était et passera dans les tissus, puis dans les urines. D'où l'ictère.

Pour Khüne, dans certaines conditions données, les acides biliaires sont résorbés dans l'intestin, puis passent dans le sang; une fois là, ils détruisent un nombre plus ou considérable de globules sanguins rouges. Dès lors la matière colorante du sang mise en liberté se transforme dans le sang lui-même en cholépyrrhine ou en bitirubine. D'où l'ictère hématogène.

Enfin, vient l'ictère hémaphéique de M. Gubler où le pigment biliaire n'est pas décelé dans l'urine par son réactif ordinaire l'acide nitrique. Cet ictère ne serait donc pas dû, malgré son apparition sur les téguments, les muqueuses et la sclérotique, à la présence de la matière colorante de la bile dans le sang. M. Gubler aurait observé d'abord cette variété dans un cas d'empoisonnement par le plomb pris dans bon nombre d'autres états morbides. Voici l'explication qu'il en donne : le sérum du sang est coloré à l'état normal par une matière spéciale, l'hémaphéine, d'après les recherches de Simon. L'augmentation de cette matière colorante du sérum dans le sang donnerait lieu à une coloration spéciale de l'urine et des tissus, et c'est cette coloration qui caractérise l'ictère hémaphéique, mais la réaction des éléments de la bile ne se fait plus, de même du reste qu'elle n'a plus lieu au troisième, quatrième et cinquième jour d'un ictère simple, alors que les téguments sont encore jaunes.

De toutes ces théories, il résulte pour la signification séméiologique de l'ictère, que la bile est dans le sang, elle y est dans les ictères bénins ou graves et ces différentes théories n'impliquent pas la gravité de l'ictère, elles permettent d'affirmer qu'il y a trouble dans l'économie dû à la présence anormale de cette humeur mélangée au sang et peut-être détruisant des globules.

C'est alors que les physiologistes se sont demandé si la présence de la bile dans le sang ne constituait pas toute la pathogénie de l'ictère grave. Nous passons ainsi à la théorie des auteurs qui ne voient dans la lésion des viscères que la conséquence de la bile introduite, agissant par ses différents composés.

II

Ainsi que Monneret l'expliquait, la lésion du foie, trop peu constante, ne suffirait pas pour expliquer tous les faits d'ictère grave. Il y a autre chose : une toxémie analogue à celle des fièvres graves; pour les auteurs qui ont suivi Monneret dans cette voie de toxémie, il y a un poison véritable, c'est la bile qui circule avec le sang, ou pour mieux dire, il y a des altérations du sang qui sont constantes, qu'elles soient ou la cause ou le résultat de la maladie, qu'elle détruise ou non des globules sanguins.

Mais en somme, cette résorption de la bile qui se montre dans les cas si nets d'oblitération des canaux excréteurs bouchés par un calcul ou un bouchon muqueux ne produit pas toujours l'ictère grave. Des faits d'ictère ayant duré des mois et des années (Graves, Stokes), quatre ans (Budd), sept ans (Devay de Lyon), semblent bien prouver que la bile résorbée ne produit pas l'ictère grave; quoi qu'il en soit, les physiologistes ont cherché dans les matériaux de la bile les véritables éléments toxiques. Feltz et Ritter (Comptes-rendus des séances de l'Académie des sciences, t. LXIX, p. 1415) ont poursuivi une série de recherches sur l'intoxication produite par injection des dérivés des acides biliaires, des matières colorantes de la bile et de la cholestérine.

Feltz et Ritter ont poussé plus loin l'investigation. Ils ont injecté les sels des acides biliaires (Loc. cit., p. 131,

t. LXXIX). L'empoisonnement a toujours dépendu de la dose dans leurs expériences.

Ils ont encore recherché les effets de la ligature du canal cholédoque et fait des recherches sur l'état du sang dans e s ictères malins (Comptes-rendus, t. LXXX, p. 575).

Bouisson a fait des expériences en injectant la bile filtrée auquel cas aucun accident n'a eu lieu et la bile non filtrée a produit des symptômes graves attribués par l'auteur à l'oblitération des capillaires par les particules de cette bile non filtrée.

Von Dusch a pu injecter dans le système veineux des chiens d'assez fortes doses de bile de bœuf sans déterminer la mort.

Bamberger a été jusqu'à 30 grammes de bile de bœuf sans résultat mortel.

Enfin M. Vulpian, en reproduisant ces expériences avec 60 grammes, et en faisant lentement l'injection, n'a pu obtenir que de l'angoisse et des vomissements. Les fortes doses seules tuent et alors a-t-on affaire à des embolies, à des syncopes par contact de la bile sur l'endocarde, à l'asphyxie sans symptômes d'ictère grave? Là est encore la question.

En tous cas, rien de probant jusqu'ici pour la pathogénie de l'ictère grave, et nous sommes d'accord avec MM. Frerichs, Vulpian, Bouisson, Von Dusch, Bamberger, Kühn, Neukomm, Huppert pour reconnaître que la bile injectée produit des résultats négatifs, sauf dans les cas où la dose est excessive et surtout pour reconnaître qu'aucun des accidents de l'ictère grave n'est reproduit.

Cet avis n'est pas celui de Woert Groblemund (Thèse de Strasbourg 1869) dont les recherches portèrent sur les glycocholates et taurocholates injectés. Ces expériences, reprises par MM. Feltz et Ritter, n'ont donné de résultat que proportionnellement aux doses de la matière injectée, 2 à 4 grammes entraînent la mort.

Les expériences de Landois et Rohrig portant sur l'action des acides cholique, cholalique, etc., n'ont pas avancé la question, pas plus que la recherche de Von Dusch, qui s'efforça de prouver l'action dissolvante sur le globule sanguin des acides copulés et de l'acide cholique seul ; cet acide a aussi provoqué les recherches de Leyden qui a conclu à sa puissance d'intoxication suivant que les reins étaient sains ou malades. Cette manière d'envisager les faits nous satisfait davantage. Le rein entre enfin en question. Nous verrons plus loin comment les auteurs français, MM. Vulpian et Bouchard, puis Frerichs, font cas de ce nouvel élément : la fonction rénale.

Enfin, est-ce la cholestérine qui, suivant A. Flint, produit tous ces désordres. Deux cas signalés dans la clinique de M. Béhier sur l'ictère sembleraient donner raison comme cause d'intoxication à la proportion augmentée de cholestérine et venir en aide à sa théorie. Mais ici encore on n'a pas eu le phénomène de l'ictère grave. Et, ainsi que nous le voyons, rien n'explique suffisamment la pathogénie de ce syndrôme si obscur.

Ajoutons pour terminer que le foie altéré peut peut-être, au point de vue de ses fonctions glycogéniques et uréopoiétiques expliquer bien des phénomènes.

L'urée, en effet, est produite en grande partie par le foie. Si celui-ci est malade, le taux de l'urée diminue (Brouardel et Charcot). Dès lors, il peut se faire une sorte de résorption des matériaux destinés à former l'urée, d'où des accidents ressemblant à des troubles urémiques compliquant l'ictère. — L'*urémie hépatique* est une théorie que l'on ne doit admettre qu'avec grande circonspection. Cependant, un auteur anglais, Witthla, dans une note lue à la réunion d'Ulster (*The Dublin Journ. of med. science*), a soutenu l'urémie de cause hépatique.

Pour cet auteur le foie sert à la déssasimilation comme le rein, et l'urémie peut exister en l'absence même de toute lésion rénale. Il se fonde pour cela sur la théorie de Murchisson, d'après laquelle le foie serait chargé de réduire en urée la plupart des matières albumineuses charriées par le sang, de façon à leur donner des propriétés qui les rendraient éliminables par le rein. Qu'arrive-t-il si le foie est atteint? La transformation en urée n'a plus lieu et le rein n'élimine plus les matériaux qui devaient être rendus éliminables par l'action séparative de la glande hépatique. Ces matériaux sont en surcharge dans le sang, de là une forme particulière d'urémie liée non aurein mais au foie. La leucine et la tyrosine remplaceraient l'urée dans les urines et seraient ainsi une preuve de l'insuffisance des combustions interstitielles.Ces faitsexpliqueraient certaines formes anormales de cirrhose, de cancer du foie et d'atrophie jaune aiguë.

Le foie malade est incapable de séparer l'urée et de la rendre éliminable par les reins, d'où des accidents somnolents convulsifs, délirants et comateux rappelant l'urémie. Ce serait là, pour l'auteur, des cas d'urémie hépatique.

Mais, ainsi qu'on le voit, le rôle du rein est trop dédaigné, et il n'est pas prouvé que ce dernier n'était pas altéré. — Witthla insiste sur cette théorie d'autant que les urines subissent, dans ces cas, des changements très-remarquables sous l'influence des maladies hépatiques. Qu'arrive-t-il, en effet? Et il cite un fait à ce propos, le fait suivant :

Un homme rendait des quantités notables d'albumine depuis longtemps, une colique hépatique avec congestion du foie survint, immédiatement l'albumine diminua et à sa place la leucine et la tyrosine se montraient, comme pour attester de l'insuffisance de la fonction du foie qui, malade, ne peut plus, vu la quantité de matériaux albuminoïdes charriés par le sang, dédoubler ces matériaux. Il y a mauvaise conversion de ces principes en urée qui n'est plus éliminable par les reins. — La leucine apparaît et avec elle les accidents éclamptiques. D'où l'importance d'attribuer dans l'urémie un rôle au moins égal au foie et au rein.

Une dernière théorie formulée par Frerichs, et soutenue par Jaccoud, nous reste à examiner, c'est la théorie de l'acholie, de la suppression de la bile par destruction de la glande qui est tellement altérée qu'il n'y a plus de bile, et alors on voit, chose remarquable, des maladies analogues à l'ictère grave ; des ictères graves en somme sans ictère. Témoin l'observation du livre de Frerichs, où l'on trouva à l'autopsie un foie cirrhotique petit dont les cellules contenaient beaucoup de graisse et chargées de pigment, tandis que, pendant la vie, le malade avait eu tous les accidents de l'ictère grave sans jaunisse.

M. Jaccoud rapproche de cette observation le fait d'un malade qui mourut d'accidents graves juste au moment où l'ictère disparaîssait. Il y aurait abolition de la sécrétion et développement des symptômes d'intoxication du sang par destruction des cellules hépatiques. Toutefois, il est ici très-juste de se demander si le rein ne joue pas aussi un rôle important dans cette maladie étrange que Frerichs appelle acholie et caractérise ainsi : « Ictère grave, sans ictère, » tout en la classant très-justement dans la classe des hépatites aiguës.

Ainsi que nous avons pu le voir, aucune de ces théories ne peut être définitivement admise. Les unes ne rendent compte ni de tous les cas ni de tous les phénomènes, les autres sont de pure imagination, les dernières enfin, tout en se proposant de rechercher le poison spécial, ne peuvent nous satisfaire, tant il est vrai que la majorité des physiologistes nie, à la suite d'expérimentations contradictoires, l'effet des injections de la bile, ou de ses dérivés, de ses sels, de ses acides, de ses pigments, de ses composés ou de ses dérivés. Ni l'urée, ni même l'absence totale de bile (acholie), ne peuvent nous expliquer encore pourquoi un ictère est bénin tandis qu'un autre est grave, ni pourquoi un ictère primitivement bénin devient grave, etc. Rien ne nous satisfait et le poison spécifique qui reste à déterminer n'est pas encore retrouvé dans le sang.

Cherchons donc, après l'altération des liquides, si l'altération des solides, glande hépatique et reins, est plus démonstrative.

III.

L'ictère grave a longtemps été désigné sous le nom d'atrophie jaune aiguë, et longtemps aussi l'ictère grave a été le syndrome de cette lésion qui, jusqu'à Trousseau, ne trouvait pas de contradicteurs. Mais c'est quand on reconnut qu'il n'y avait pas toujours lésion du foie, que l'on rechercha ailleurs la pathogénie de cet état et que l'on transporta les recherches du côté des humeurs altérées.

L'atrophie jaune aiguë du foie fut constatée par Alison, puis Bright et successivement par Horaczek et Rokitansky, Williams qui la découvrit le premier, Busk et Georges Budd. Depuis, bien d'antres l'ont trouvée et Frerichs entre autres a fondé sa théorie de l'ictère grave sur les découvertes de l'anatomie pathologique. C'est sur elles qu'il appuie sa dénomination d'acholie par destruction du foie et suppression complète de la bile qui n'est plus formée et dont les matériaux restent dans le sang comme agents étrangers et toxiques.

Mais il s'en faut de beaucoup que les lésions du foie existent dans tous les cas, il y a même surcharge de faits en faveur de la non-existence de lésion.

Cette manière de voir est confirmée par M Vulpian, qui

se défie des examens de foie très-pigmentés ou gras, ou altérés par une putréfaction précoce. C'est sans doute pour ces faits que la moyenne de Frerichs est si élevée; sept fois, seulement sur 177 cas, il n'a pas trouvé les lésions hépatiques. Lebermeister les a toujours rencontrées.

La lésion dite atrophie jaune aiguë est relativement rare. Pour M. Vulpian : « Sur cinq ou six cas d'ictère grave que j'ai vus, dit le savant professeur, je n'ai rencontré cette lésion qu'une seule fois. Dans un des cas, je n'ai trouvé aucune espèce de lésion; dans les autres cas, il y avait en même temps des altérations très-nettes d'hépatite interstitielle. Vous comprenez bien que ces dernières lésions n'ont rien de caractéristique, car elles peuvent exister sans qu'il y ait le moindre phénomène d'ictère grave. »

L'atrophie jaune aiguë, qui est bien distincte de la fièvre jaune et qui n'est pas souvent la conséquence de l'empoisonnement par le phosphore, n'est pas la lésion indispensable que Frerichs, Lebert, Trousseau, Robin, Jaccoud, s'accordent à reconnaître comme déterminant l'ictère grave. — Ce n'est qu'une variété dans l'espèce des ictères graves, et ce qui la distingue des autres ictères, c'est que l'ictère de l'atrophie est forcément un ictère grave, tandis que les autres ictères ne deviennent graves que si d'autres viscères sont malades. —L'atrophie jaune aiguë n'est pas une entité morbide à part; depuis longtemps le fait est reconnu ; elle n'est pas nécessairement et uniquement la cause de l'ictère grave. D'autres organes altérés, tels que le rein, peuvent faire d'un ictère qui eût été simple un ictère grave. Souvent le foie et le rein sont malades ensemble, quelquefois le foie est sain et les reins seuls atteints. Témoin l'observation de M. Vallin, si concluante pour appuyer notre théorie de l'ictére grave par cause rénale.

Passons à l'étude de cette théorie.

Théorie rénale de l'ictère grave.

Ainsi que nous venons de le constater par l'exposé de théories et des expériences qui ont été tentées, rien n'est moins certain que la pathogénie de l'ictère grave. Il semble même qu'il y a des catégories, des divisions dans les ictères graves ; il semble que non-seulement ils ne relèvent pas de la même étiologie mais qu'encore ils diffèrent en clinique. Aussi pensons-nous qu'il est possible encore, à l'heure qu'il est, de substituer à ces théories ingénieuses non une formule générale, mais une formule embrassant une grande quantité de cas. Tandis qu'ici il y aura ictère grave avec atrophie jaune aiguë, nous placerons l'ictère grave avec atrophie jaune et lésions rénales, et enfin l'ictère grave sans lésion du foie, mais avec altération des reins. En un mot, nous nous efforcerons de constituer de toutes pièces une théorie qui aura pour base anatomique le rein malade et pour soutien un ensemble clinique se rapprochant de l'urémie.

Nous ne sommes pas seuls, d'ailleurs, à rechercher, faute de lésions hépatiques, ailleurs que dans le foie, la cause des accidents graves qui rendent l'ictère fatal. Bien des auteurs y ont pensé, et nous signalerons, dans le courant de cette discussion, les opinions émises par MM. Frerichs, Blachez, Vulpian, Bouchard, Vallin et d'autres, qui ont attiré l'attention plus spécialement sur l'altération rénale.

Nous chercherons en outre à démontrer que ce qui est discutable chez l'homme adulte, atteint d'ictère grave, le devient moins chez la femme grosse souffrant d'un ictère, avortant et mourant avec tous les signes de l'ictère grave, compliqués des signes de l'urémie, alors que chez elle l'albumine préexistait.

Mais d'abord étudions les auteurs.

Frerichs, que nous retrouverons aux chapitres d'anatomie pathologique et d'urologie, ne cesse, dans son livre, de tenir un grand compte de l'altération rénale et de l'examen des urines dans l'ictère grave et l'hépatite diffuse. C'est lui qui, au point de vue de notre théorie, dit d'une façon très-précise :

« On n'a pas accordé aux reins toute l'attention qu'ils méritent. Outre le dépôt de pigment consécutif à l'ictère, j'ai trouvé l'épithélium des glandes infiltré de granules, et en grande partie envahi par la dégénérescence graisseuse, le tissu lui-même était mollasse et flétri. Dans la plupart des cas, il s'agissait, il est vrai, de femmes enceintes. On ne peut affirmer encore que cette altération soit générale et constante ; mais les modifications spéciales éprouvées par l'urine, la disparition de l'urée, son accumulation dans le sang et, de plus, l'albuminurie passagère qu'on a pu y observer, etc., prouvent que les reins participent essentiellement à l'état morbide. »

C'est à l'article Nature de la maladie, que l'on voit plus manifestement Frerichs insister sur la concomitance des lésions du foie et des reins et sur le rôle que peuvent jouer ces derniers comme filtres altérés retenant des principes morbides. Voici à ce propos ce qu'il dit, et nous ne pouvons faire mieux que de citer tout au long :

« Après avoir établi sa théorie de l'exsudation inflammatoire qui envahit le foie et détruit peu à peu les lobules, Frerichs se demande quelles sont les relations des symptômes accompagnant le travail morbide avec ces altérations du foie. — On vient de voir, dit-il, comment l'ictère se produit; il serait plus difficile d'expliquer l'origine des accidents nerveux, des hémorrhagies, etc... Ces anomalies doivent, je crois, être rapportées aux changements survenus dans la composition du sang. Je n'accuse pas ici les éléments de la bile, une série d'essais d'injections m'a convaincu de leur innocuité, mais je cherche la cause de l'intoxication du sang dans la cessation de l'activité hépatique, consécutive à la destruction des cellules et aussi dans les troubles *qu'éprouve la sécrétion des reins.* La première de ces causes n'agit pas seulement sur la sécrétion biliaire ; ce ne sont pas seulement certains matériaux destinés à la formation de la bile qui restent dans le sang, mais il y a en outre suppression de l'action exercée par un puissant organe sur les métamorphoses de la matière, et passage dans le sang des produits de la destruction de la substance glandulaire.

« Nous ne connaissons pas encore dans toute son étendue l'influence que le foie exerce sur les transformations de la matière. Il forme le sucre aux dépens des substances albuminoïdes, et d'après cela, nous concluons qu'entre le foie et les métamorphoses matérielles, il existe des relations multiples, en nous fondant sur l'apparition dans les circonstances normales ou pathologiques d'un grand nombre d'autres substances telles que la xanthine, l'acide urique, l'inosite, la leucine, la thyrosine, la cystine, etc., etc... Ce qui nous prouve l'importance de ces relations de l'organe, ce sont les changements remarquables que l'urine, où viennent aboutir les principaux produits ultimes de ces métamorphoses, présente lors de l'atrophie jaune aiguë. L'urée, résultat final de la décomposition des substances albuminoïdes, disparaît peu à peu entièrement ; à sa place apparaît une masse de produits étrangers à l'urine normale.

« Les éléments solides consistent presque exclusivement en leucine, en tyrosine et en une matière extractive particulière. L'acide urique ne s'y trouve qu'en médiocre quantité. C'est encore une question de savoir pourquoi l'urée disparaît. A-t-elle continué d'être produite, les reins cessant de la séparer ; ou bien la transformation de la matière est-elle si profondément altérée qu'il ne se forme plus d'urée comme produit final ?» Notre excellent maître, M. Brouardel, conclut à sa destruction proportionnelle à l'altération du foie, — le rein étant sain. — Nous pouvons penser que le rein étant malade elle est retenue.

Mais continuons : « La quantité notable de cette substance existant dans le sang prouve qu'en tout cas son élimination est empêchée ; mais nous ne devons pas en conclure qu'elle continue de se produire comme dans l'état normal, car nous ne connaissons pas même approximativement la quantité qui s'accumule dans le sang.

En résumé, dit Frerichs, on doit considérer comme établi d'une manière générale que l'atrophie aiguë du foie entraîne avec elle de profondes anomalies dans la transformation de la matière, et que, quand elle existe, il circule avec le sang des substances étrangères à la composition normale de ce liquide. Quelle est celle de ces substances qui cause l'intoxication sanguine ? on l'ignore ; ce n'est certainement ni la tyrosine ni la leucine ; car ces substances injectées dans les vaisseaux des animaux n'ont provoqué aucun trouble de l'innervation. On paraît être plus dans le vrai *en accusant la rétention des éléments de l'urine ;* mais là-dessus encore une réponse décisive ne pourra être donnée que par des recherches ultérieures. »

Nous n'avons pas l'intention de répondre à ce desidératum par des preuves et des arguments victorieux. Toutefois nous nous efforçons d'attirer l'attention sur ce point intéressant en résumant tout ce qui a été dit sur ce sujet.

Frerichs, d'ailleurs, n'est pas le seul que cette manière d'envisager l'ictère grave ait tenté M. Vulpian, lui aussi, en sa qualité de professeur de physiologie expérimentale, a repris tout entière l'étude de la bile et a fait le procès à toutes les hypothèses formulées sur la question de l'ictère grave. Il a refait une à une toutes les expériences et a reje hors du cadre scientifique tout ce qui n'était pas rigoureusement exact. Son savant contrôle a réduit à néant les expériences d'injection dans le sang de bile en nature, il a recherché aussi la lésion du foie et ne l'a pas reconnue obligatoire. L'atrophie jaune aiguë existe quelquefois, mais dans de nombreux cas il ne l'a pas trouvée ; et comme tant d'autres auteurs il a recherché ailleurs la cause des accidents grave de l'ictère. Aussi sommes-nous heureux de voir que sur les ruines des théories précédentes il a émis à titre d'hypothèse une théorie rénale qui nous encourage à poursuivre ces recherches.

Nous ne nous occuperons que de résumer le chapitre ayant trait à la physiologie pathologique qui se trouve dans ses savantes leçons sur la bile et à propos de l'ictère grave, nous réservant de lui emprunter plus abondamment pour les chapitres d'anatomie et de chimie pathologiques que nous écrirons plus loin à titre d'arguments pour notre théorie.

M. Vulpian réfute l'opinion des auteurs qui ont pensé que les accidents morbides de l'ictère grave pourraient bien dépendre d'une urémie venant compliquer l'ictère ou même le précédant, lorsque les phénomènes graves se montrent avant la teinte jaune de la peau. Pour lui, l'urémie est méconnaissable au milieu du syndrome ictère grave, nous reviendrons au chapitre de la clinique et des symptômes sur cette réfutation ; mais continuons la citation..... « Cette hypothèse de l'urémie, dit-il, n'est pas plus acceptable que les autres. Comment alors expliquer les lésions rénales dans l'ictère grave ? Suivant toute probabilité, ces lésions qui sont celles du mal de Bright au début ne sont que des lésions secondaires dues à l'élimination de produits anormaux qu'on trouve dans le sang comme la leucine, la tyrosine, etc., etc... Cette élimination de produits viciés provenant du fonctionnement incomplet et anormal de tous les organes de l'économie a pour conséquences une irritation de la substance rénale et par suite une néphrite parenchymateuse. Ce serait un effet morbide à rapprocher de celui qui se produit sous l'influence de l'élimination de substances toxiques, telles que le plomb, l'argent, le mercure, etc. On sait, en effet, que ces substances toxiques en s'éliminant par les reins peuvent déterminer une irritation morbide des organes sécréteurs de l'urine et donner naissance au mal de Bright. Ajoutons qu'il peut aussi très-bien y avoir coïncidence de cette dernière maladie et de l'ictère grave. »

Ainsi, en dehors de la coïncidence (fait qu'il sera plus facile à démontrer pour l'ictère des femmes en couche très-souvent albuminuriques et chez lesquelles un ictère devient grave), il y a pour M. Vulpian une véritable néphrite produite par le passage d'éléments anormaux, de principes viciés auxquels on pourrait ajouter, comme on le verra, les dépôts d'infarctus biliaires ; néphrite analogue à celle qui se développe lors de l'élimination de substance minérale et toxique. En un mot, il y a autre chose qu'un principe toxique indéterminé, qu'un poison stéatogène, qu'une altération primitive du fluide sanguin sous l'influence d'une sorte de virus agissant d'une façon épidémique. C'est là un point important pour nous et nous devons en tirer parti.

Mais poursuivons et arrivons à la conclusion que M. Vulpian place à la dernière page de son examen des théories de l'ictère grave :

L'ictère grave est une véritable toxémie ; tout fonctionne encore dans le cours d'un ictère simple et le sang qui sort du foie est aussi intact que celui qu'on trouverait dans les veines sus-hépatiques à l'état normal. Mais dans l'ictère grave, la viciation du sang tient à plusieurs causes.

« 1° Il y a trouble de l'hématose hépatique, le sang ne

subit sans doute pas dans le foie toutes les modifications qu'il doit y subir à l'état normal ;

2° Il y a la présence de la matière biliaire dans le sang ;

3° Il y a pénétration dans ce même liquide de principes provenant de la décomposition des substances azotées, leucine, tyrosine, etc... soit de celles qui sont amenées au foie par le sang, soit de celles qui entrent dans la constitution des éléments de cet organe qui souffre et dans sa fonction et dans sa structure.

De là ce sang vicié va aux poumons, puis au cœur, puis revient dans tout le corps semant sur son passage dans les viscères et parenchymes le résultat de son altération, d'où les accidents ataxo-adynamiques et hémorrhagiques.

En admettant comme vraie cette hypothèse, on comprend que les accidents de cette maladie se montreront plus ou moins rapidement et avec plus ou moins d'intensité, suivant que les organes chargés d'éliminer les produits anormaux introduits dans le sang seront plus ou moins altérés. Supposons, par exemple, que les reins restent sains, ces produits pourront être rejetés au dehors en grande partie, en dissolution dans l'urine. Il se fera ainsi une réparation relative du sang qui pourra retarder ou même empêcher l'apparition des accidents de l'ictère grave. Si ces organes, au contraire, ont subi les altérations du mal de Bright, l'élimination deviendra insuffisante ; les principes de désassimilation s'accumuleront dans le sang, les phénomènes caractéristiques de l'ictère grave se manifesteront fatalement et la marche de la maladie sera bien plus rapide. »

Ainsi qu'on vient de le lire, la théorie émise, il est vrai, à titre d'hypothèse par le savant professeur Vulpian, est bien en faveur de ces formes d'ictère grave à prédominance rénale. L'ictère, d'après ce qu'il semble, n'est grave dans certains cas, et surtout les cas sporadiques, qu'autant que le filtre rénal est altéré. Qu'il soit sain, nous verrons se développer les accidents de la cholétoxémie, sans issue fatalement mortelle (état typhoïde, adynamie, hémorrhagies graves ou non, suivant la région où elle se fait; méninges, estomac, ou muqueuse des fosses nasales), que les reins soient au contraire altérés, dès lors il y a une autre forme plus grave encore : Le coma et les convulsions alternent et le malade meurt avec tout le cortége des symptômes propres à l'urémie. Est-il possible de diviser ainsi, de catégoriser d'une façon précise ? Nous ne sommes ni en droit, ni en mesure de l'affirmer, malgré la séduction que peut avoir cette conception purement théorique.

A la suite de M. Vulpian et comme pour donner raison à son hypothèse, nous sommes heureux de citer une observation bien curieuse et bien célèbre de M. Bouchard. M. Bouchard pense lui aussi au rôle salutaire que peut jouer l'émonctoire rénal alors qu'il est intact dans la terminaison favorable de l'ictère grave. Ne pourrait-on pas placer à côté du cas si bien analysé qu'on va lire toutes les observations d'ictère pseudo-graves; nom de création nouvelle qui a servi à libérer en quelque sorte l'ictère grave de sa synonymie avec l'ictère fatalement mortel, quelquefois symptomatique de l'atrophie jaune aiguë ? Nous étudierons plus loin ce point de doctrine, quand nous comparons les ictères terminés par la mort et ceux où il y a eu guérison. Quoi qu'il en soit, nous publierons l'observation à la suite de laquelle on pourra lire les réflexions inspirées à M. Bouchard par ce cas vraiment édifiant pour la théorie rénale de l'ictère grave.

M. Bouchard, en effet, est le premier qui ait cliniquement attiré l'attention sur l'absence d'albuminurie dans l'ictère, et surtout sur la polyurie critique qui coïncide avec la guérison tout en contrastant avec l'anurie des mauvais jours de la maladie. Notre maître, M. Brouardel, n'a pas manqué, dans ses recherches sur l'urée, de signaler le fait, et de faire coïncider la guérison avec la réapparition de l'urée à son taux normal.

Cette observation a été recueillie et publiée par notre ami, le Dr Michel, dans la *Gazette hebdomadaire* (janvier 1877, no 1 et no 3). Elle est le point de départ de la théorie de M. Bouchard, dans le service de qui le malade a été scrupuleusement suivi. Voici cette observation résumée :

Observation.

Atrophie jaune aiguë du foie; augmentation de l'urée au début de la maladie. — Diminution considérable de l'urée coïncidant avec les accidents graves ; polyurie, guérison.

Gustave Stewer, 60 ans, salle Saint-Jean-de-Dieu, hôpital de la Charité, service du professeur Bouillaud. M. Bouchard, agrégé, suppléant du cours de clinique.

21 janvier 1873. Entré à l'hôpital.

Ce malade paraît être d'une constitution robuste. Il ne peut donner aucun renseignement sur ses parents. Avoue avoir fait des excès d'alcoolisme. Sa santé a toujours été excellente. En 1862, cependant ictère qui a duré quinze jours sans laisser aucun trouble.

Il était très-bien portant lorsque, le 13 janvier, il est atteint de lassitude, maux de tête et étourdissements, la fatigue augmente, l'appétit et les forces diminuent. Enfin, dans la nuit du 18 au 19, épistaxis après frissons, va au Bureau central le 19 et ne peut être admis, n'avait d'ailleurs aucune trace d'ictère.

Le 20. Les symptômes s'aggravent, on l'envoie à la Charité ; mais alors la prostration et la faiblesse étaient telles qu'on est obligé non-seulement de le transporter à l'hôpital, mais encore de le porter dans la salle.

Le 21. Au moment de la visite de M. Bouchard, le malade est dans l'état suivant: l'ictère, limité hier soir aux sclérotiques, a envahi tout le corps. Selon le malade, cette coloration a apparu hier brusquement à la suite de l'émotion d'une vive querelle. Diarrhée et céphalalgie; cependant depuis déjà quelques jours, le malade n'a pu donner de renseignements sur la coloration de ses matières; langue noire fendillée, peu de salive, bouche amère, état nauséeux. Il ne peut savoir à quoi attribuer sa maladie. Il n'a fait, dit-il, aucune imprudence.

Couché dans le décubitus dorsal, parle difficilement, il présente un état typhique prononcé, facies jaune, encore assez vigoureux. Rien de bien spécial aux poumons ni au cœur. Le foie a diminué de volume ; douleur à la pression dans l'hypochondre droit. Gargouillement dans la fosse iliaque droite. La partie inférieure de l'abdomen et de la région sus-pubienne sont le siége d'une éruption présentant les caractères d'un érythème papuleux circiné. De plus, sur le thorax, on trouve des taches nettes d'un rouge vif, lenticulaires, que la pression du doigt n'efface pas. Les urines sont relativement peu colorées, eu égard à la nature de la maladie ; coloration jaune clair à réaction ictérique cependant avec l'acide nitrique. Le malade dit qu'elles étaient plus colorées les jours derniers. Ni sommeil, ni appétit.

Pouls.	Température.	Quantité d'urine.	Urée par litre.
92	37.8	»	»

Le 22. Le malade a passé une mauvaise nuit, rêves professionnels et cauchemars, l'éruption a disparu. Urines plus colorées, selle très-décolorée.

88	37.6	2.540	17 gr. 2

Le 23. Langue sèche, dure, fendillée, foie douloureux.

88	37.4	»	»
»	S. 37.8	3.330	»

Le 24. Fièvre avec frissons, peau chaude, toujours jaune, amaigrissement, deux selles décolorées.

92	39.4	2.310	»
»	39.4	»	»

Le 25. Rien de nouveau.

80	37.6	2.860	»

Le 26. Le malade s'affaiblit, maigrit, foie diminué.

80	37.4	2.860	»
»	37.2	»	»

Le 27. Selle noire, une autre selle de coloration jaune, prostration moins prononcée qu'hier.

80	37.4	2.230	11 gr. 0

Le 28. Nuit tranquille, légère épistaxis ; aspect général meilleur.

80	37.4	2.160	»

Le 29. La teinte jaune des téguments moins intense, l'aspect typhique a disparu ; ne garde plus le décubitus dorsal. Douleur au foie.

80	37.5	2.100	»

Le 30. Meilleur état, léger appétit. Même coloration de la peau. Langue humide, trois selles colorées légèrement en jaune.

84	37.2	2.850	»

Le 31. Soir, agitation.

M. 80	37.2	1.630	»
S. 90	39 2	»	»

Pouls. Température. Quantité d'urine. Urée par litre.

1er février. Nuit agitée, fièvre, frissons, épistaxis abondante dans la nuit, pas de délire. Le matin, nouvelle épistaxis, frissons répétés. Pas d'augmentation dans la teinte jaune des téguments, peau sèche.

88 38.8 2.500 »

90 39.2 » colorée.

Le 2. Même état, agitation et épistaxis, abattement le matin, répond difficilement ; prostré, reste sans mouvement dans le décubitus dorsal. Langue dure et noire. Pression peu douloureuse au foie.

80 39.5 2.000 1 gr. 3

88 39.6 » peu de matière colorante.

Le 3. Hier soir. Céphalalgie violente, langue sèche rôtie, facies abattu typhique, foie diminué du tiers du volume normal.

80 39.6 1.980 1 gr. 30

92 39.4 » »

Le 4. Même état, une épistaxis, même coloration des téguments.

84 39.8 1.220 3 gr. 90

88 39.6 » »

Le 5. Nuit meilleure, teinte jaune de la peau diminuée, urines moins colorées, épistaxis, selle grisâtre.

88 M. 39.6 1.310 1 gr. 60

» S. 37.6 » »

Le 6. Pas d'agitation cette nuit, mais épistaxis abondante, céphalalgie, étourdissements.

84 M. 39 730 2 gr. 20

84 S. 39.8 » »

Traces de leucine et de tyrosine.

Le 7. Pas d'épistaxis.

80 M. 37.8 910 1 gr. 05

84 S. 38.2 » »

Le 8. Congestion pulmonaire surtout à gauche, épistaxis, melana. Soir, œdème des malléoles ; affaiblissement de plus en plus marqué.

72 37.4 1.170 1 gr. 88

» 36 » »

Le 9. Une épistaxis. Langue moins sèche, sur la figure teinte rouge autour du nez, à la joue douleur, érysipèle ?

92 37.8 1.150 0 gr. 60

76 38.2 » pas de bile de l'urine.

Le 10. Cette nuit, hémorrhagie assez forte pour nécessiter le tamponnement des fosses nasales. Langue brunâtre et sèche.

Le 11. Amélioration lente, mais graduelle.

» » 2.350 5 gr 64

Pouls.	Température.	Quantité d'urine.	Urée par litre.
Le 12. Le malade mange deux portions, veut se lever, mais ne peut encore se tenir debout. La parole est plus facile.			
»	»	1.940	2 gr. 32
Le 13. Amélioration constante.			
»	»	2.800	2 gr. 36
Le 14. A partir de ce moment, l'amélioration est rapide et constante, le malade marche vite à la guérison.			
»	»	2.900	8 gr. 12
Le 15.			
»	»	2.980	9 gr. 15
Le 18.			
»	»	2.770	14 gr. 40
Le 19.			
»	»	3.060	17 gr. 13
»	»	2.500	15 gr.

Le malade sort guéri le 2 avril 1873.

L'observation de M. Bouchard est, comme on le voit, très-curieuse; on sait combien il est rare de voir des atrophies jaunes aiguës aussi évidentes que celle-ci arriver à la guérison, c'est même un fait anormal. Aussi M. Bouchard n'hésite-t-il pas à se demander pourquoi le malade a guéri. C'est parce que les reins n'étaient pas malades; parce que, sauf les troubles passagers de leurs fonctions, les reins ont fonctionné à peu près régulièrement; qu'ils ont, par conséquent, laissé éliminer les substances toxiques accumulées dans le sang. Les urines devenaient-elles rares; l'urée diminuait-elle jusqu'à ne donner à l'analyse que 50 centigrammes d'urée par jour, comme cela est arrivé pendant quelques jours; les accidents graves étaient en proportion directe de la diminution du taux de l'urée; fait en faveur de la théorie qui fait du foie un des organes de désassimilation les plus actifs. En outre, l'abaissement du chiffre de l'urine par vingt-quatre heures, l'anurie même à certains jours, étaient en corrélation avec les accidents d'apparence urémique. J'insiste sur ce fait d'apparence urémique pour signaler que, le 9 février, il y avait un litre environ d'urine, 60 centigrammes d'urée et 37° de température au matin. Cette température se rapproche suffisamment de celle des urémiques, et elle a été notée le lendemain du jour où l'on remarquait l'œdème des malléoles. Sans accuser ici le rein, ne pourrait-on donner raison à l'auteur de la théorie dite « Urémie hépatique-Witthla. » Mais nous reviendrons plus loin sur ce point de doctrine encore trop nouveau, et que nous n'avançons qu'avec grandes réserves.

Par contre, si la diminution du taux de l'urine et de l'urée par jour est en rapport direct avec l'augmentation de gravité dans l'état du malade, il est juste aussi de dire que le signe de guérison peut être tiré de la polyurie critique, ramenant l'urée à son taux normal et survenant tout à coup vers les derniers jours de la maladie dont nous avons résumé l'observation.

Au chapitre des observations qui termine la thèse, nous recommandons encore, en faveur de la théorie rénale, les réflexions qui ont inspiré à MM. Vallin, Morand et Fritz les faits qu'ils ont observés, dans lesquels ils ont noté l'altération des reins.

Voilà, pour la théorie rénale, tout ce qu'au point de vue de la physiologie pathologique les auteurs autorisés ont pu dire. Établir sur ces simples données hypothétiques une théorie rénale serait sans doute téméraire ; aussi nous ne nous contenterons pas de nous en tenir là. Nous allons chercher, dans trois chapitres qui vont suivre, à étayer notre doctrine d'arguments, sinon victorieux, du moins assez forts pour entraîner la conviction.

Un premier chapitre contiendra les différents résultats d'autopsies bien faites, et en aussi grand nombre que nous pourrons. Nous rechercherons alors la concomitance des lésions du foie, et surtout des reins, et, dans certains cas, nous verrons l'intégrité de la substance hépatique.

Un second chapitre traitera de la chimie pathologique, c'est-à-dire de l'urologie de l'ictère ayant trait surtout aux troubles qui attestent la lésion rénale.

Un troisième, enfin, comprendra l'analyse des symptômes de l'ictère grave ou pseudo-grave, d'après un certain nombre d'observations. C'est à la suite de cette étude que nous placerons une statistique relative à l'ictère des femmes en couche, où nous traiterons surtout la discussion de l'ictère grave, comparé dans ses accidents ultimes à l'urémie et à l'éclampsie.

De l'état des reins dans l'ictère.

Dans l'ictère, le rein a été assez fréquemment altéré pour que les auteurs, et surtout les anatomo-pathologistes aient remarqué de véritables lésions qui, toutes, n'ont pas été des complications bien sérieuses, mais dans quelques cas l'albuminurie a été la conséquence des dépôts de matières biliaires rassemblées dans les tubes ; quelquefois même la dégénérescence des tubuli a été causée par ces mêmes dépôts, fait qui, relevé dans plusieurs cas, pourrait bien expliquer comme quoi sinon la mort du moins des accidents graves sont survenus.

Frerichs analysant l'urine des ictériques (p. 102), fait les remarques suivantes :

« On n'observe rarement d'autres précipités que celui des urates dans les cas d'ictère fébrile. On trouve rarement encore l'épithélium teint en jaune, des voies urinaires et des reins. Plus rarement encore, et seulement quand l'ictère a atteint un très-haut degré, on trouve des masses formées par une substance d'un jaune brun semblable à la fibrine ou par des dépôts de pigments friables et d'un brun no qu'on rencontre parfois en grande quantité dans les reins, à l'intérieur des tubes. »

Plus loin : « La plus grande partie du pigment biliaire est éliminée par les reins, et ce travail est si actif de la part de ces organes, que dans quelques cas leur structure en est essentiellement altérée. Dans les formes chroniques et intenses de l'ictère, on trouve dans les reins des changements qui jusqu'alors n'ont pas été suffisamment appréciés. Ils prennent une couleur vert olive; on voit à leur surface quelques canalicules urinifères flexueux d'une couleur foncée ; dans les pyramides, à côté des tubes bruns ou d'un vert d'herbe, on en trouve d'autres qui sont remplis de dépôts noirs. (Atlas, pl. I, fig. 9.) Un examen attentif fait découvrir, dans les canalicules moins colorés, une teinte verdâtre ou brunâtre ; leur épithélium, qui est rarement intact (Atlas, fig. 10 et 11), et surtout leurs noyaux, sont fortement teints en brun ; les cellules mêmes paraissent, les unes d'un rouge de sang, les autres vertes ou brunes ; quelques-unes renferment du pigment déposé en couches concentriques autour du noyau. Il n'est pas rare de rencontrer des cellules épithéliales, rouges, brunes ou noires, ayant subi la dégénérescence graisseuse. (Atlas, fig. 12, *a b c*.) Dans les points où le dépôt de pigment a atteint son plus haut degré, les canalicules urinifères paraissent remplis d'une masse friable, dure, d'un noir de charbon, qui, de même que la substance des calculs biliaires noirs, ne se dissout pas du tout ou seulement d'une manière lente et incomplète dans une lessive alcaline. (Atlas, fig. 22, *d*.) On observe, en outre, des amas cylindriques formés d'une substance fondamentale amorphe, de couleur brune, devenant graduellement plus pâle vers la périphérie. (Atlas, fig. 12, *d*.) La lessive alcaline agit plus rapidement sur ces productions, leur pigment se dissout, elles deviennent transparentes et se gonflent, comme les caillots fibrineux qui ont été longtemps retenus dans les canalicules urinifères.

« Dans de telles circonstances, le dépôt de pigment est répandu dans toute l'étendue du parenchyme rénal; on le trouve déjà dans les cellules épithéliales des corpuscules de Malpighi. (Atlas, pl. I, fig. 8.) Il existe encore en plus grande quantité dans les canalicules urinifères flexueux (Atlas, pl. I, fig. 10), et est au maximum d'intensité dans les tubes droits des pyramides (Atlas, pl. I, fig. 9) dont le calibre est obstrué par des masses dures analogues à du charbon. On comprend que l'activité sécrétoire des reins doive être considérablement entravée par de pareils obstacles, ce que du reste l'observation a confirmé. » (Voir observation VI du livre de Frerichs.)

C'est par analogie que nous citerons avec Frerichs ce qui se passe du côté de la peau. « La quantité de matière colorante éliminée par les glandes sudoripares est toujours très-insignifiante en comparaison de ce qui est expulsé par les reins. Ces glandes n'éprouvent pas, comme ces derniers, des changements de structure essentiels. Le contenu du tissu glanduleux paraît un peu coloré en jaune, et l'on voit çà et là des granules bruns et des formations de noyaux de couleur foncée, mais nulle part des dépôts de pigments en masse. (Atlas, pl. I, fig. 6.)

« L'albumine se trouve, en outre, quelquefois dans l'urine des ictériques, et même, dit Frerichs, sa présence aide l'action des réactions qu'on opère sur l'urine ictérique avec l'acide azotique. » Le pigment biliaire modifié qui résulte de cette influence se colore en bleu ou en vert par les acides. Ceci devient surtout évident lorsque l'urine contient en même temps de l'albumine.

(P. 119.) Au chapitre Terminaison, Frerichs accorde une large part, comme pronostic, aux troubles des fonctions rénales. Au nombre des causes de la terminaison grave due à la rétention biliaire et à la destruction des organes, il cite les lésions du rein. « L'accumulation des matériaux de la bile dans le sang ne présente en elle-même aucun danger, il arrive seulement, dans des cas rares, que le dépôt du pigment dans le parenchyme des reins entrave sérieusement l'activité fonctionnelle de ces organes. » Déjà Devay (*Gaz. méd.*, 1843, Paris) avait vu, avec un ictère intense, l'urine se supprimer complètement pendant les trois derniers jours de la vie.

L'observation VI de Frerichs vient encore à l'appui de cette vérité anatomo-pathologique qui certes est insuffisante pour entraîner la mort, mais qui aide singulièrement l'issue fatale.

Observation VI.

Carcinome de la tête du pancréas et du duodénum. Oblitération et ectasie des voies biliaires et du canal de Wirsung ; réplétion des premières par du mucus. Ictère, dysentérie. Diminution de la sécrétion urinaire, infiltration des reins par des dépôts solides de pigment biliaire. Mort par épuisement.

Nous ne citons cette observation qu'au point de vue purement anatomo-pathologique, car il est bien évident que la mort est due à la cachexie cancéreuse. Toutefois, nous n'hésitons pas à croire que certains accidents qui surviennent dans le cours de l'ictère le plus simple en apparence peuvent dépendre de troubles fonctionnels du côté des reins et faire rentrer certains cas d'ictère avec hydropisie parmi les ictères pseudograves.

Comme on le voit, Frerichs s'est beaucoup soucié du rôle des reins, il les a étudiés avec soin, examinés scrupuleusement ainsi que leur produit : l'urine, dans son Traité, prend une place inséparable de l'anatomie pathologique. Nous n'avons pas cru devoir séparer ici dans ces citations l'urolopie d'avec l'anatomie pathologique, préférant donner l'ensemble de ses recherches, sauf à reprendre pour le chapitre suivant les points les plus saillants de l'urolopie dans l'ictère.

Frerichs s'est occupé de l'appareil urinaire à propos des maladies du foie. M. Lécorché a recherché dans son livre les rapports des maladies des reins avec certaines lésions du parenchyme hépatique, l'ictère en particulier, aussi le citons-nous :

Page 148, nous lisons : « Les affections hépatiques sont moins souvent que les autres accompagnées de néphrites légères. Il est bon nombre d'ictères qui n'en provoquent qu'exceptionnellement l'apparition. Tels sont les ictères simples; mais il en est d'autres qui en sont presque toujours accompagnés. Tel est l'ictère chronique lié à une gêne persistante, à un obstacle au cours de la bile. Dans ce cas, on trouve dans l'urine des lambeaux d'épithélium plus ou moins étendus, ainsi que Frerichs les a signalés.

C'est surtout la néphrite superficielle parenchymateuse limitée à la portion droite des tubes urinifères que provoque l'ictère simple chronique.

Il n'en est plus de même de l'ictère dit typhoïde, c'est-à-dire de l'ictère lié à l'atrophie aiguë du foie (hépatite). Dans ces cas, l'inflammation peut s'étendre aux tubes tortueux et donner lieu à une véritable néphrite parenchymateuse profonde. Du reste, elle débute toujours par l'inflammation des tubes de Bellini. Elle se traduit comme d'ordinaire non-seulement par la présence de l'albumine dans l'urine, mais encore par des cylindres épithéliaux granuleux et même graisseux, par des cylindres colloïdes (Gubler).

Outre ces auteurs, bien d'autres sont à citer qui se sont

occupés de la question, et, parmi les auteurs étrangers, nous citerons :

P. Julius Möbius. — A fait un travail assez long sur la question qui nous intéresse le plus. Il l'intitule « *Des reins dans l'ictère* » (Ueber die niere beim icterus) Archiv. der Heilkunde, premier cahier, année 1877, p. 83.

On a beaucoup parlé de l'urine ictérique, mais l'attention n'a pas été suffisamment portée sur les reins ictériques. Frerichs le premier en a parlé. Après lui, dans les manuels de pathologie, des descriptions ont également été faites sur les animaux et sur les découvertes dans des autopsies encore peu nombreuses. Les expériences de J. Mobius ont été faites à l'Institut pathologique de l'Université de Leipsig, sous la direction du professeur Wagner; et dans le service du professeur Wunderlich de Leipsig à l'hôpital de cette ville.

Dans un ictère intense qui a duré pendant quelques mois, le rein reste normal comme grosseur, sa consistance n'est pas changée; la capsule est lisse, non épaissie, s'enlève facilement. Au travers de cette capsule, on voit le parenchyme jaune ; à la coupe, on trouve que le rapport de la substance médullaire et de la substance corticale n'est pas changé. Tout l'organe est riche en sang mais notre attention sera surtout attirée par la coloration particulière. L'écorce est colorée d'une façon diffuse en jaune (moutarde) également réparti. Les pyramides sont striées de vert sombre, la coloration est à son maximum au tiers moyen des tubes, si l'ictère a duré peu de temps, la coloration est moins intense. Si la bile a été arrêtée dans son écoulement et si l'ictère a duré très-longtemps la coloration de l'écorce et de la moelle du rein est très-foncée.

Au microscope, on voit des particules de pigment dans la substance même des épithéliums. L'épithélium.est de plus infiltré d'une quantité plus ou moins considérable de graisse. Si l'ictère a été très-fort on trouve de petits cylindres jaunes.

Dans les cas où l'ictère a été intense mais n'a pas duré longtemps, on découvre une altération dans la texture du rein très-peu notable ; quelques cellules épithéliales sont tombées, d'autres sont dégénérées.

Les glomérules semblent être indemnes des progrès de l'infiltration qui les respecte. Ce fait est constant dans tous les cas graves ou non.

On ne trouve jamais de particules colorantes dans les tissus interstitiels. Les canalicules urinaires les contiennent seuls.

Dans les cas cités plus haut, on voit que les épithéliums des canalicules recourbés et tortueux sont lésés ainsi que les tubes en anse, où l'on voit des grains jaunâtres brillants, nettement délimités. Quelquefois la cellule épithéliale est totalement remplie, tantôt un ou deux grains de pigment sont visibles au voisinage du noyau. On trouve parfois dans la lumière des canalicules des amas de matière colorante formant des cylindres jaunes courts, toutefois la lumière du canal est le plus souvent libre.

Si l'ictère a duré quelques mois, la dégénérescence graisseuse des reins est assez peu prononcée. Mais le dépôt de matière colorante de la bile est beaucoup plus abondant. Pour J. Mobius, ce sont les vaisseaux lymphatiques, très-nombreux en cet endroit, qui sont remplis de ces corpuscules colorés. Les glomérules sont encore ici complètement sains. Pour les canalicules, tantôt on voit une couronne foncée entourer la lumière du conduit, tantôt celle-ci est obstruée par un bouchon jaune formé de granulations déformées et empilées. On peut, dans tous ces cas, distinguer le noyau de la cellule colorée par l'hématoxyline.

La principale masse de pigment se rencontre surtout

dans les canaux en nœud (*sic*) (canaux contournés) et dans les tubes excréteurs.

Des cylindres sont formés par un exsudat coloré, et en même temps on trouve des cylindres d'exsudat non coloré.

C'est dans les tubes excréteurs que la destruction de l'épithélium tubulaire peut être poussée au plus haut point. ils peuvent être, comme dans un cas que l'auteur a observé, bouchés complètement.

Il y a dans ces cas de reins ictériques une véritable *infiltration* de pigment, et ce n'est pas une imbibition au microscope du moins ; car pour l'œil nu, il semble qu'on ait surtout affaire à une imbibition simple.

J. Mobius s'est occupé encore d'une question importante : Les rapports qu'il y a entre la dégénérescence graisseuse et l'infiltration pigmentaire. Question difficile à résoudre, surtout dans les cas d'ictère chronique (cancer), où la dégénérescence graisseuse tient surtout à la diathèse cancéreuse. Néanmoins, dit-il, je soutiens que l'ictère par lui-même conduit à la dégénération graisseuse des reins.

2° Il est évident, d'après mes recherches, que l'ictère produit par des injections de bile, amène la dégénérescence de l'épithélium rénal. Ce fait s'explique parce qu'il ne s'agit pas seulement d'une infiltration de pigment, mais parce que d'autres parties constituantes de la bile sont répandues, du moins en partie, à travers les reins. Ce sont les acides biliaires que l'on peut retrouver encore en partie dans les urines. On pourrait dès lors très-bien soutenir l'opinion que les acides biliaires, dont on reconnaît du reste l'influence délétère sur l'organisme, sont responsables de la chute des épithéliums et de leur dégénérescence graisseuse ; outre que les cristaux de matière biliaire peuvent mécaniquement altérer l'épithélium tendre et mou, et déterminer sa chute.

Dans l'ictère simple, il y a souvent augmentation légère

de la quantité d'urine. Dans l'ictère plus intense, la diurèse peut être diminuée considérablement, ce qui s'explique par l'obstacle au cours de l'urine, conséquence de l'occlusion de nombreux tubes contournés. Cela a été du reste très-bien établi par l'observation (voir Frerichs, I, p. 107. Cliniques des maladies du foie). Mais dans ce cas d'ictère intense et de longue durée, la santé a pu être rétablie complètement, et les reins ont pu fonctionner normalement comme avant, il ne faut pas douter que les épithéliums dégénérés ont été éliminés, puis remplacés.

Enfin, vient un chapitre relatif au mécanisme de la séparation du pigment encore maintenant inconnu.

Expériences. — Pour étudier les altérations des reins dans l'ictère, produit par la résorption de la bile, Mobius a institué des recherches sur les grenouilles. Ces expériences sont surtout relatives à l'infiltration et à la séparation du pigment biliaire. Les résultats obtenus sont ceux que l'auteur a trouvés dans les coupes micrographiques des reins de l'homme.

Observations. — J. Mobius cite cinq observations, où l'ictère coïncidait avec une albuminurie manifeste. Mais dans ces cinq observations, nous ne trouvons pas d'ictère grave à proprement parler, nous ne trouvons que des ictères chroniques survenus à la suite de kystes hydatiques, de cancer du foie, du pancréas, d'insuffisance mitrale et aortique. Un seul cas (obs. III), de cirrhose, se complique de dégénérescence amyloïde du rein, tous les autres s'accompagnent de dégénérescence graisseuse des reins et des conséquences de la filtration du pigment. Mais nous ferons remarquer que ces faits, qui peuvent servir à l'histoire de la concomitance des affections du foie et des reins, ne peuvent servir à édifier la théorie rénale de l'ictère grave. La partie micrographique de J. Mobius sert mieux notre hypothèse, elle démontre la maladie des reins consécutive à l'ictère.

Outre Frerichs, novs avons à citer Lebert, Budd, Johnson, Virchow, Buhll, et d'autres qui se sont occupés de la question : *De l'état des reins dans l'ictère grave.*

1° Lebert (p. 367. Virchow's Archiv., t. VII).

Les reins, dans un sixième des cas, étaient flasques, mous, modifiés dans leur texture, riches en graisse, et présentaient quelques-uns des caractères de la maladie de Bright, lesquels n'ont pas jusqu'à ce jour été fixés suffisamment. La putréfaction hâtive, les modifications survenues pendant la vie, expliquent ces modifications.

2° Budd. (p. 261. Diseases of the Liver, 1845).

Dans deux ou trois cas, l'urine fut sécrétée en grande abondance jusqu'au moment de la mort, et les reins, à un examen superficiel, ne présentaient pas de traces de maladie. Dans d'autres cas, après un certain temps, les tubes sécréteurs du rein devinrent malades, conséquence évidente de l'élimination de quelques principes nuisibles à travers leur substance. Dans un cas le ramollissement et la friabilité des reins après la mort, et les résultats de l'examen microscopique, amenèrent à cette interprétation que les altérations de ces organes étaient de la même espèce que celles du foie.

Dans tous les cas où les reins étaient malades, leur altération semblait avoir été consécutive à celle du foie.

La question revient alors à ceci : 1° La maladie des reins

résultait-elle de l'absorption et de l'élimination, à travers leur tissu, de principes fournis par les cellules désorganisées du foie ?

2° Ou bien était-elle le résultat d'un principe nuisible qui serait ou venu du dehors ou qui aurait été engendré par des troubles de digestion ou d'assimilation ? Dans ce cas, le principe eut été d'abord retenu dans le foie. Mais que la glande hépatique soit malade, et qu'elle ait cessé, par conséquent, d'éliminer le principe toxique, celui-ci sera entraîné vers les grands débouchés, par où sortent les matières nuisibles contenues dans le sang, c'est-à-dire vers les reins.

La première hypothèse nous semble plus claire, et nous avons vu au chapitre précédent ce qu'en dit M. Vulpian. C'est d'ailleurs toujours la même question à se poser. Y a-t-il primitivement maladie du foie, ou bien celle-ci est-elle la conséquence de l'introduction ou de la formation intime d'un produit toxique ? Mais passons.

3° Johnson. Maladies des reins, p. 70, 1852.

Quand la bile s'accumule dans le sang, les reins sécrètent quelque peu de la matière colorante de la bile, et dans ce travail, leurs cellules sécrétantes sont jusqu'à un certain point modifiées. Mais je n'ai jamais vu de grave maladie du rein résulter de cette cause. Nous reviendrons sur ce sujet quand nous arriverons à l'examen des reins et de l'urine.

Johnson. Maladie des reins, p. 108.

Pour un cas de jaunisse.—Dans un cas d'examen microscopique de l'urine, nous trouvâmes des cellules sécrétantes du rein en nombre variable. Les unes étaient disséminées, d'autres étaient contenues dans l'intérieur des tubes du rein, et toutes étaient colorées par la bile qu'elles renfermaient. « Quelques tubes sont presque entièrement remplis de cellules qui ont été entraînées, pendant que d'autres se forment sur la membrane qui les soutient. Ainsi, quand le sang contient un excès de bile, les cellules des tubes, dans leur effort pour éliminer ces matériaux, se pénètrent profondément de leur couleur, et plusieurs de ces tubes sont assez gravement altérés pour être envahis par un processus de desquamation. »

3° Virchow (O. 8, p. 363).

« Très-communément à côté de l'affection du foie, se développe une maladie des reins, et il n'est pas rare de voir que l'urémie complique l'acholie. »

Nous aurons beaucoup à discuter sur ce point au chapitre clinique et physiologique. Nous verrons que la question difficile à prouver, pourrait peut-être se résoudre en faveur de l'opinion de Virchow, avec l'aide de certaine théorie d'urémie hépatique, et malgré les avis de nos maîtres, M. Vulpian, entre autres.

5° Deux observations de M. Hérard. (Ann. méd., 1859).

Les reins étaient légèrement augmentés de volume, à l'intérieur ils présentaient un aspect granité, formé par un pointillé rougeâtre sur un fond jaunâtre. La substance corticale était d'un jaune prononcé, et cette coloration, ainsi que l'a démontré le microscope, était un simple phénomène de teinture par la matière colorante de la bile.

6° Huit autopsies du professeur Buhl, de Munich (Ictères graves).

Les reins étaient ordinairement bien malades, augmentés de volume, flasques, entrant rapidement en putréfaction ; les épithéliums des tubes et le contenu des canalicules étaient profondément altérés.

7° Thèse de M. Ozanam, 1849 (17 observations).

On ne mentionne pas l'état des reins dans les obs. I, II, VI, IX, X, XI, XIV, XV et XVI.

Les malades des obs. III et IV guérirent.

Dans l'obs. V, reins un peu mous par suite de la putréfaction avancée.

Obs. VII. Reins ramollis presque diffluents, colorés en jaune.

Obs. VIII. Rien d'anormal.

Outre les opinions des auteurs étrangers, nous signalerons encore M. Vulpian qui, dans son cours sur la bile, fait à propos de l'ictère grave, dit que souvent on ne constate aucune lésion du foie. Dans certains autres cas, entre autres celui de M. Becquerel, dont M. Vulpian eut à examiner les pièces (foie et reins), le savant professeur, à propos des reins, dit ceci : « Les reins offraient une altération profonde, ils étaient volumineux ; les tubules de la substance corticale étaient remplis d'un épithélium gonflé et rempli de gouttelettes graisseuses. »

Plus loin, le même auteur : « Les reins sont souvent augmentés de volume, leur substance corticale offre une tuméfaction trouble ou un état franchement graisseux et anémique. Ce sont là les lésions des premières périodes du mal de Bright. »

Pour M. Vulpian, la lésion rénale ne fait pas de doute. Souvent elle est concomitante de la lésion hépatique, mais parfois elle semble isolée, et dans un cas déjà célèbre et plusieurs fois publié, dû à M. Vallin, du Val-de-Grâce, elle existait seule. Ce dernier fait que nous allons résumer semblerait donner tout à fait raison à notre théorie, si nous ne gardions toutes les réserves que l'on doit à une question où nos devanciers ont déjà tant cherché.

Ainsi, les reins sont très-souvent malades dans l'ictère grave ; il manque certainement dans ce chapitre d'anatomie pothologique la preuve clinique qu'on ait eu véritablement affaire à un ictère grave ; néanmoins le fait en lui-même est bien éloquent, nous signalons l'état des reins d'individus morts de maladies du foie en général et d'ictère vraisemblablement grave, en particulier. Nous avons la persuasion qu'ils n'ont pas été examinés d'aussi près que l'ont fait les savants auteurs que nous citons. Nous croyons même qu'on eut toujours trouvé ces lésions si on les eût cherchées.

Mais à quoi est dû cet état ?

Est-il dû à un poison stéatogène special qui fait dégénérer en graisse l'appareil glandulaire du foie et cellulaire du rein. Certes ce fait, qui peut survenir dans les fièvres dites bilieuses, fièvres intermittentes ou rémittentes bilieuses contractées dans les pays chauds et que nous ne sommes pas à même d'observer souvent, peut être vrai pour certains cas : de même qu'il l'est pour les cas d'empoisonnement par le phosphore, poison stéatosant par excellence. Mais ces faits sont trop en dehors du cadre clinique où nous cherchons pour que nous nous y rattachions.

Est-il dû, comme le pense Wickham Legg, à une hyperthermie qui fait dégénérer en graisse le foie et les reins ? Cela est possible pour certains cas encore mais non pour la majorité.

Une raison plus forte que toutes les autres nous paraît devoir être dans les rapports du foie et du rein. Le rein éliminant des substances toxiques anormales engendrées par le foie, ou simplement la bile décomposée, altérée, viciée qui passe par ses tubes et qui dans bien des cas y atteste non-seulement son passage, mais encore son séjour par la coloration des épithéliums des tubes ou même par un dépôt qui se moule dans le calibre des tubes droits.

M. Vulpian parle de cette élimination nocive et la compare même dans ses conséquences à celle des poisons minéraux tels que le mercure et surtout le plomb sur lequel a insisté M. Olivier dans son travail sur l'albuminurie saturnine.

Frerichs insiste beaucoup sur cette élimination et nous ne pouvons mieux faire que de renvoyer aux citations précédentes.

Budd dit aussi que les tubes sécréteurs des reins deviennent malades, conséquence évidente de l'élimination de quelques principes nuisibles à travers la substance.

Tous ces faits, néanmoins, sont jusqu'ici des observations, des découvertes d'amphithéâtre, en clinique, il est possible de préjuger et de préciser l'état des reins, voire même de porter un pronostic d'après l'examen des urines. Étudions donc, à ce point de vue, ce qu'elles offrent de particulier et citons encore les auteurs sur lesquels nous nous appuyons.

Urologie dans l'ictère grave.

Dans le chapitre précédent nous n'avons pas toujours pu séparer ce qui concernait la lésion rénale de ce qui avait trait à l'état des urines, corollaire obligé de l'anatomie pathologique des reins. — Néanmoins pour Frerichs en particulier nous reviendrons ici plus spécialement sur ce qu'il dit à propos des urines (p. 250).

« L'urine, dit-il, est, d'après ce que j'ai constaté, sécrétée en quantité normale ; cependant dans les derniers temps de la maladie on est obligé de l'évacuer avec une sonde. Sa réaction est acide. Son poids spécifique varie de 1012 à 1024.

« Elle ne présente d'abord que d'une manière douteuse les réactions du pigment biliaire, plus tard la présence de ce dernier peut être rendue évidente. Les remarquables changements dans la composition de l'urine, l'apparition de quantités considérables de leucine, de tyrosine et de matières extractives particulières, de plus la disparition progressive de l'urée et des phosphates calcaires que nous ont fait constater les observations XVII et XVIII sont des phénomènes qui jusqu'ici ne se sont présentés dans aucune autre maladie. Ils nous annoncent des anomalies profondes, longtemps inconnues dans les transformations de la matière, et, si comme je n'en puis douter, l'observation ultérieure prouve qu'ils sont constants, ils promettent de fournir d'importantes données sur les transformations que subissent les matières albuminoïdes lorsque le foie cesse d'être actif.... » C'est à ce désidératum si nettement exprimé que notre chef M. Brouardel a répondu. Son mémoire sur l'urée et le foie semble bien avoir résolu une partie de la question. — Frerichs écrit en note que ces changements ont été retrouvés dans l'immense majorité des cas. Ils paraissent cependant manquer quelquefois, témoin deux faits. Dans une observation de Wadham (*the Lancet*, 1872, *march*), on ne trouva ni leucine, ni tyrosine. Dans un cas de Riess, le urines ne présentèrent ni leucine, ni tyrosine, ni urée. On ne trouva pas non plus ces substances dans le foie. — Il faut noter, ajoute encore l'auteur allemand, que de temps en temps on trouve passagèrement dans l'urine de petites quantités d'albumine.

Lebert, en recherchant l'étiologie de l'ictère typhoïde, rend ainsi compte des travaux qu'il a faits en commun avec Frerichs, 1862.

Outre que Frerichs a longtemps recherché les altérations de texture du foie dans l'ictère grave; qu'il a même trouvé l'hépatite diffuse et l'exsudation inflammatoire à la périphérie de lobules atrophiés plus tard, il s'est beaucoup préoccupé de la transformation de la matière dans un foie aussi altéré qu'il l'est lors de l'atrophie aiguë.

Dans une lettre devenue célèbre, Frerichs communiqua à Oppolzer, en 1864, le résultat de ses recherches sur la composition chimique du foie. Ce sont surtout la leucine et la tyrosine constatées aussi par Staedler de Zurich qui l'ont le plus frappé. Ces corps constituent des produits de décomposition fort importants des matières albuminoïdes. Ce sont aussi des produits de dédoublement.

La leucine et la tyrosine ont d'abord été trouvées disséminées dans le tissu malade du foie atrophique et dans l'intérieur des veines hépatiques, où Robin, Lebert, Staedler et d'autres les ont aussi trouvées.

On leur avait fait le reproche que ces produits provenaient de la décomposition cadavérique. Mais Frerichs les découvrit dans les urines d'une malade quelques jours avant la mort; ce qui prouva que du vivant même de la malade cette profonde perturbation dans l'échange de la matière avait eu lieu après la mort, on trouva dans le foie et dans la rate quantité anormale de ces matières.

Un fait non moins remarquable dans la composition chimique fut que la leucine, la tyrosine et des matières extractives y avaient complètement remplacé l'urée qui se trouvait en quantité considérable dans le sang.

Toutes ces recherches ont démontré que c'était bien du foie que partaient les altérations chimiques profondes dont les produits étaient de là transportés dans le torrent circulatoire, et détérioraient ainsi la composition du sang.

Sont-ce ces corps, qui, innocents en injections expérimentales, agissent sur le système nerveux à la manière de l'urée? Ou bien y a-t-il un autre principe non encore déterminé? Nous ne savons, et Lebert avec Frerichs n'ont pu arriver qu'à des conclusions générales.

Toutefois, si le rein est malade, si la voie d'élimination est fermée, ne sommes-nous pas en droit de conclure que l'urée, les produits anormaux de dédoublement signalés plus haut, la bile altérée, etc., étant résorbés, peuvent amener les symptômes graves ?

Nous n'osons le dire, des recherches ultérieures expliqueront peut-être ces faits.

Ainsi, pour Frerichs, cylindres fibrineux ou graisseux, colorés par la bile. Épithélium des reins ou des bassinets. Coloré également. Urée, résultat final de la décomposition des substances albuminoïdes disparue à peu près entièrement comme dans l'observation de M. Bouchard et les nombreuses observations publiées par M. Brouardel, et à sa place l'apparition d'une masse de produits étrangers à l'urine normale, leucine, tyrosine, etc. Acide urique diminué, etc. Tels sont les résultats que fournit l'examen des urines. Nous avons vu au chapitre de Physiologie pathologique les déductions intéressantes que l'auteur allemand sait en tirer pour conclure ou tout au moins aider à l'édification d'une théorie pathogénique de l'ictère grave

M. Vulpian, aussi dans le même ordre d'idées, conclut à une rétention de certains principes nuisibles par suite du défaut d'élimination des reins.

« L'urée est en moins grande proportion dans l'urine où l'on trouve aussi leucine, tyrosine, qui ne s'y trouvent pas à l'état normal ; bref ce sont là des altérations qui indiquent une affection générale de nature septicémique, ce qui s'accorde bien avec la théorie admise actuellement étant donné qu'il n'y a aucune constance dans les lésions. » Nous avons vu cependant à propos de la physiologie pathoogique, combien M. Vulpian tient compte et du filtre altéré et des matières retenues.

Ces deux auteurs, MM. Frerichs et Vulpian ont de plus étudié le sang des ictériques.

Frerichs signale que le sang, difficile à analyser dans tous les cas, était, pour ce qui concerne l'obs. 18 de son livre, chargé de grandes quantités de leucine et d'urée.

M. Vulpian : « Le sang contient des substances qu'on n'y trouve pas à l'état normal (leucine, tyrosine, xanthine, hypoxanthine), produits de dénutrition qui résultent de la décomposition des substances azotées : l'urée est augmentée, la cholestérine et les matières grasses y sont abondantes. »

Nous avons signalé ici l'état du sang pour l'opposer à l'état des urines. Ce qui est en moins dans celles-ci est en trop dans celui-là. Cette parenthèse à propos du sang n'est pas hors de propos.

Mais, ainsi que nous avons essayé de l'établir pendant la vie du madade ictérique, on peut savoir si les reins sont malades et dans quelles mesures ils sont atteints. La question est donc d'aider ces recherches que malheureusement nous n'avons pu faire par nous-même. Nous avons vu que les auteurs les plus studieux et les plus minutieux se sont occupés de ce point. Frerichs et M. Vulpian n'ont rien laissé échapper et nous souhaitons que ce travail soit le point de départ de recherches nouvelles à faire dans ce sens.

Quelquefois, dans le cours d'un ictère, l'albuminurie manque totalement, on serait donc en droit de dire que les reins n'ont aucune participation dans le développement des accidents graves. Cela n'est point, et en dehors de l'albumine qui manque, il faut rechercher plus avant et interroger les résidus des urines ainsi que l'a fait James Finlayson ; pour lui en effet les cylindres épithéliaux colorés par la bile attestent l'affection rénale, tandis que l'albumine fait défaut ici, comme dans bien des cas de néphrite interstitielle. Voici ce qu'à écrit l'auteur anglais, nous le résumons :

« James Finlayson (*British and foreign medico-chir. Review*, janv. 1876).

« Sur la présence de cylindres rénaux dans les urines non albumineuses. »

« L'auteur s'est préoccupé beaucoup de cette question, qui permet grâce à un examen plus minutieux, d'enlever à l'albuminurie une partie de la valeur séméiologique qu'on accorde à sa présence dans l'urine. L'albumine manque quelquefois dans les cas où il semblerait qu'elle doive apparaître, mais d'après l'auteur anglais, les cylindres de toutes sortes reconnus à l'examen microscopique permettent, en l'absence de l'albumine, de reconnaître l'état des reins. Il a vu en effet :

1° Des cylindres avec peu d'albumine;

2° Des cylindres dans une urine d'où l'albumine a disparu ;

3° Des cylindres persistant longtemps après la disparition de l'albumine;

4° Des urines non albumineuses mais chargées d'urates et d'urée pouvant contenir accidentellement des tubes urinaires.

5° Chez des individus atteints de calcul ou de gravelle, on peut trouver des cylindres avec du sang et du pus, quelquefois avec ou sans albumine.

6° Des cylindres se rencontrent presque sans exception dans tous les cas d'ictère intense et règle générale sans albuminurie concomitante.

Telles sont les conclusions du travail de Finlayson, elles viennent à l'appui de notre théorie en ce sens que malgré les lésions rénales constatées à l'autopsie, l'albuminurie peut manquer, ce qui pendant la vie du malade permettrait un pronostic favorable; mais si les cylindres viennent témoigner de l'état d'altération des reins, la clinique pourra profiter de cette constatation pour prédire avec plus de certitude. Le même auteur dans la revue des maladies du rein observées à la clinique du professeur Gairdner, en 1872-1873 (*The Glascow med. Journ.* Janvier 1874), par James Finlayson; cet auteur, dis-je, rapproche l'existence de cylindres sans albumine des faits que Nothnagel a cités pour l'ictère.

Nothnagel (*Harcylinder beim Icterus*)(note sur la présence de cylindres dans l'urine des ictériques, par Nothnagel) (Deutsches, *Arch. f. Klin. med.*, XIIe vol., p. 326).

De nombreuses observations ont conduit Nothnagel à formuler la proposition suivante : dans tout ictère un peu intense, chaque fois que l'on trouve des acides biliaires dans l'urine, on peut y constater en même temps la présence de cylindres. Cette loi avait été méconnue jusqu'ici; quelques auteurs avaient bien noté que l'on pouvait rencontrer des cylindres dans l'urine des ictériques, mais ils avaient considéré ce fait comme exceptionnel, aucun d'eux ne l'avait observé en dehors de l'albuminurie.

D'après Nothnagel, au contraire, ces cylindres ne manquent que dans les ictères légers ou en voie de disparition. Leur quantité est variable; tantôt on en trouve plusieurs dans chaque goutte de résidu obtenu par la filtration de l'urine, tantôt il faut faire cinq ou six préparations avant d'en rencontrer. On conçoit que dans ces conditions, ils aient pu fréquemment échapper à l'observation, d'autant que généralement on ne pratique guère l'examen microscopique des urines ictériques, quand elles ne contiennent pas d'albumine et qu'elles ne présentent pas de trouble bien apparent.

Dans la plupart des cas, ces cylindres sont hyalins, ils contiennent en proportion variable des granulations brillantes, d'une coloration jaunâtre, d'autres fois on voit à leur surface des cellules épithéliales ou des leucocythes colorés en jaune; il est plus rare de rencontrer de véritables cylindres épithéliaux, les cylindres dits fibrineux sont tout à fait exceptionnels; les cylindres hyalins, à l'encontre de tous les autres éléments figurés que l'on trouve dans l'urine, ne sont jamais colorés par la bile.

La présence de ces éléments dans l'urine n'est nullement, comme on pourrait le croire à priori, subordonnée à celle de l'albumine; l'auteur n'a trouvé d'urine albuminurique que dans les deux tiers des cas où il a rencontré des cylindres; assez fréquemment il a pu constater que ces éléments étaient très-nombreux, alors que l'examen le plus complet ne venait révéler aucune trace d'albumine.

Ce n'est pas la première fois que l'on signale l'existence de cylindres dans les urines non albumineuses. Griesinger et Rosenstein ont observé de ces cas; Axel key a trouvé des cylindres hyalins en l'absence de toute altération rénale, ce sont néanmoins des faits exceptionnels.

A quelle cause faut-il rapporter l'apparition de ces cylindres et quelle est leur signification pathologique? Si l'on considère que leur nombre varie avec l'intensité de l'ictère, qu'ils disparaissent avec ce symptôme et qu'ils ne sont nullement subordonnés à l'albuminurie, on est conduit à penser qu'ils sont le résultat d'une altération accidentelle et sans gravité des reins. Cette altération serait probablement due, suivant l'auteur, à l'action des acides biliaires sur l'épithélium rénal. Il invoque en faveur de cette manière de voir les expériences de Leyden, qui a vu chez les animaux les injections d'acides biliaires, déterminer, en même temps que l'albuminurie, l'apparition de cylindres dans les urines.

Ainsi pour James Fiulayson, les cylindres existent en l'absence d'albumine et il les a toujours trouvés dans les mines ictériques. Pour Nothnagel, il faut pour que ces cylindres apparaissent que l'ictère soit un peu intense, et de plus, il faut que l'on trouve des acides biliaires dans l'urine, sans quoi le travail de desquamation des tubuli du rein ne se fait pas.

Je ne sais si en raison de notre inexpérience personnelle nous avons le droit de raisonner *a priori*, mais cependant il nous semble possible d'admettre que de l'ictère un peu intense de Nothnagel à l'ictère grave il n'y a qu'un pas, et que si on les cherchait bien, on pourrait retrouver ces cylindres. Ces recherches sont à poursuivre pour combler un *desideratum* scientifique important pour la question de pronostic.

Quoi qu'il en soit, voici pour les auteurs étrangers l'absence d'albumine expliquée, les cylindres seuls peuvent attester la lésion rénale.

Pour les auteurs français, MM. Jaccoud et Ranvier entre autres, ils l'expliquent autrement, l'un a recours à la chimie biologique et l'autre à l'anatomie pathologique.

La question d'ailleurs n'est pas oiseuse et il s'en faut de beaucoup. L'absence d'albumine nous frappera plus d'une fois ; quant à l'autopsie, nous trouverons des lésions rénales très-avancées, alors que pendant la vie rien ne la faisait présumer : on cherche en effet l'albumine et quand elle fait défaut, on conclut facilement à l'intégrité du rein. Nous avons vu que les cylindres ont été retrouvés. Voyons maintenant, pour les cas où il y aurait absence d'albumine et de cylindres, ce que la science peut nous apprendre pour nous expliquer l'invraisemblance.

M. Morand, du Val-de-Grâce, à propos d'un cas d'ictère grave que nous reproduisons, a été frappé du fait de l'absence de l'albumine. Ignorant les expériences de Finlayson et de Nothnagel ou plutôt n'ayant pas recherché les cylindres, il a expliqué cette absence d'albumine, alors que les reins étaient malades, par les raisons qu'en donnent des maîtres en la matière, MM. Jaccoud et Ranvier.

Nous lisons à propos de l'observation du malade atteint

d'ictère grave et publiée par M. Morand, du Val-de-Grâce, que l'albumine a fait défaut, malgré l'altération des tubes urinaires.

L'absence d'albumine dans les urines du malade qui fait l'objet des observations qu'on lira plus loin, malgré l'altération profonde de l'épithélium des tubes urinaires, est un fait à peu près constant dans l'ictère grave et foncièrement en opposition avec les idées généralement reçues sur le rôle des épithéliums dans les sécrétions. Jaccoud (article *Albuminurie*, dictionnaire) l'explique par l'hypothèse que la leucine et la tyrosine remplacent dans l'urine l'albumine urinaire commune, toutes ces substances ayant une provenance identique et naissant de la transformation des matières albuminoïdes. Pour nous, nous préférerions comme ayant reçu un commencement de démonstration l'hypothèse de Ranvier (*Journal de l'Anatomie et de la Physiologie*, 1867), qui rattache la présence ou l'absence de l'albumine à la nature ou à la forme de l'altération rénale, suivant cet habile micrographe, quand l'altération des tubes consiste dans le dépôt de granulations graisseuses à l'intérieur des cellules épithéliales sans interposition de granulations protéiques, il n'y a pas albuminurie; que si au contraire, l'exsudat, qui remplit les tubes est demi-solide et formé de fines granulations graisseuses et d'une substance albuminoïde pétries ensemble, il y a apparition d'albumine dans l'urine. Ranvier a constaté la distinction qui précède dans les cas d'empoisonnement par le phosphore où l'albuminurie tantôt manque et tantôt se produit ; la même explication paraît à M. Morand applicable à l'ictère grave.

Toutes ces théories sont bonnes et nous sommes heureux de pouvoir les enregistrer, elles n'infirment pas la lésion rénale que l'on trouve dans presque tous les cas d'ictère grave et elles nous permettent les unes : de chercher et de trouver en dehors de l'albumine et les autres dans certains cas plus spéciaux (car je ne sache pas beaucoup d'observations où l'on ait recherché les cylindres rénaux dans les résidus urinaires) d'expliquer l'absence d'albumine. Toutefois, nous ne pouvons nous empêcher de croire que la recherche des cylindres amènerait des résultats qui pendant la vie, conduiraient droit au pronostic.

De l'ictère des femmes en couche.

L'ictère grave des femmes grosses que nous plaçons ici rentre tout à fait dans le cadre de la question que nous traitons; non pas que nous voulions discuter ici la malignité des maladies survenant dans le cours de la grossesse, non pas que nous voulions ajouter des documents nouveaux à l'étude du puerpérisme infectieux. Nous désirons simplement faire rentrer cette étude dans notre cadre, parce que chez la femme grosse et en dehors de toute malignité puerpérale, on reconnait qu'il y a souvent affection rénale, albuminurie et éclampsie, que de plus, le foie est généralement sinon malade du moins modifié et qu'il faut une cause presque banale pour l'altérer d'une façon notable au point que l'ictère survienne. Dans ces conditions, que la cause soit sporadique ou épidémique, le cas est grave, l'ictère comme toutes les maladies survenant dans le cours de la grossesse devient malin; la femme ou bien guérit ou bien avorte, ou bien meurt après avoir avorté. Elle guérit rarement; avorte presque toujours et meurt très-souvent après avoir avorté. D'où viennent ces différences? Pourquoi guérit-elle en certains cas, voire même les cas épidémiques, et pourquoi meurt-elle aussi en pleine épidémie d'ictère? Pourquoi en outre avorte-t-elle presque constamment? Est-ce à la force du génie épidémique qu'elle doit sa guérison ou sa mort?—Soit! mais alors que signifient les cas sporadiques, isolés, où la plupart du temps la femme avorte et meurt éclamptique? L'historique de la question nous édifiera sur le nombre des cas épidémiques à opposer aux cas sporadiques. Quoi qu'il en soit nous avons cru trouver la cause de la gravité des ictères des femmes grosses dans l'altération concomitante du rein. Comme l'a dit Grisolle, la pneumonie est toujours grave chez la femme grosse, tandis qu'elle eût été bénigne chez une femme en dehors de l'état puerpéral. L'ictère est de même grave chez celle-ci alors qu'il eût été bénin chez celle-là. La puerpéralité unie au génie épidémique dans certains cas crée sans doute tout le danger; cela est vrai, mais il faut ajouter que la grossesse donne souvent lieu à une altération de la fonction rénale. Ne serait-ce pas là souvent le secret de la puerpéralité?

Ce point de doctrine nous a particulièrement séduit surtout à cause d'un fait dont nous avons été témoin à l'hôpital Saint-Antoine et dont l'observation sera relatée dans cette thèse; il nous a séduit parce qu'il crée en quelque sorte une concomitance pathologique que nous aurions désiré reproduire en physiologie expérimentale, en liant par exemple le canal cholédoque chez un chien auquel on eût pu donner une néphrite artificielle.

Un ictère survenant dans le cours d'une néphrite, c'est là ce qu'offre souvent la femme enceinte atteinte d'albuminurie. Elle est prise subitement d'un ictère, avec d'autant plus de facilité que son foie est relativement surmené dans la période de gestation.

Que voyons-nous, en effet, à propos du foie chez la femme grosse?

M. Ollivier, dans son mémoire intitulé : « Étude sur les maladies chroniques d'origine puerpérale, § III, p. 567 » (*Archives générales de médecine*, 1873), s'est fortement occupé du foie et des reins; outre qu'il a encore etudie les lésions cardiaques,du corps thyroïde dans les paragraphes I et II.

Il a repris à ce propos tout ce que les auteurs avaient signalé avant lui, et n'a fait que lui donner une sanction définitive par ses recherches personnelles.

La grossesse, dit-il, peut déterminer plusieurs états pathologiques du foie : l'ictère simple, dû à une congestion ordinaire, puis l'ictère devenant grave subitement, et enfin la cirrhose. L'ictère simple et l'ictère grave sont choses connues, et nous y reviendrons tout à l'heure; il insiste de préférence sur la cirrhose. Cette cirrhose, dit-il, est une véritable hépatite interstitielle et non un foie muscade, conséquence d'une affection cardiaque telle qu'on en rencontre assez souvent. (Voir son article Endocardite et Hémiplégie puerpérale. Comptes-rendus des séances et mémoires de la Société de la Biologie, 4e série, t. V, p. 123.)

Toutefois, la cirrhose est simple, tantôt elle s'accompagne d'affection cardiaque, tantôt enfin elle se complique encore des lésions du mal de Bright, sur lesquelles nous reviendrons plus tard. Pour le moment nous étudions le foie chez la femme enceinte; et la cirrhose étant chose relativement rare, nous abordons la question du foie de la femme grosse, sur laquelle les auteurs ont beaucoup insisté, pour donner à l'ictère des femmes en couche une étiologie rationnelle.

Quelle est la pathogénie de l'ictère des femmes grosses, basée sur une altération anatomique de la glande hépatique? La question n'est pas nouvelle, et nombre d'auteurs ont cherché à la résoudre.

Établissons dès l'abord que l'ictère a été divisé, pour la femme enceinte, en ictère bénin et en ictère grave.

Quoi qu'il en soit, les études ont porté sur l'anatomie pathologique du foie; et c'est d'après le degré des lésions qu'on a souvent tenté d'établir la différence au point de vue du pronostic bénin et grave.

Beaucoup d'auteurs se sont accordés à dire que l'ictère de la femme enceinte était bénin. De ce nombre nous citerons van Swieten, Sauvages, Portal, Villeneuve, Behier, Joulin. Pour Frerichs, la benignité serait l'apanage des premiers mois seulement.

Mais bénin ou grave, quelle est la pathogénie de l'ictère des femmes grosses? La grossesse, pour certains auteurs, serait une cause prédisposante très-active de la jaunisse. Mais de quelle façon y prédispose-t-elle?

Les uns, avec J. Frank, attribuent l'ictère du début de la grossesse à une influence nerveuse et au troisième mois, à la pléthore. D'autres, d'après van Swieten, s'accordent en grand nombre pour attribuer l'ictère à la compression qu'exerce sur l'appareil biliaire l'utérus développé. Burns met tout le mal sur le compte de la dyspepsie, si fréquente dans cet état; dyspepsie qui plus tard est devenue la gastro-duodénite de Broussais; de là au bouchon muqueux bouchant l'ampoule de Vater, de Virchow, et prouvé ultérieurement par les recherches de M. Vulpian, il n'y a qu'un pas. Nous nous arrêterons à cette dernière théorie, sans discuter les précédentes, non plus que la théorie des émotions vives qui, sans doute, peuvent être interprétées comme causes, mais qui ne sont que des causes déterminantes occasionnelles, vu qu'il existe d'autres causes plus sérieuses, qui, celles-là, dépendant d'un état spécial du foie chez les femmes grosses, sont des causes préparantes et en quelque sorte indispensables.

Le foie est modifié chez la femme enceinte, et c'en est assez pour qu'une des causes signalées plus haut : émotions morales, gastro-duodénite, dyspepsie et compression viennent provoquer l'arrêt de la fonction sécrétante du foie.

Laënnec, le premier, décrivit le foie gras et granité de la femme grosse. Doublet avait vu plusieurs fois la même apparence, qu'il avait attribuée, suivant les idées de son époque, à une imbibition de matière laiteuse. Tarnier, dans sa thèse inaugurale, rapporte que sur 80 autopsies, il ne vit manquer que cinq fois l'altération graisseuse en taches plus ou moins confluentes. L'examen microscopique fait par M. Vulpian montra que cet aspect était bien dû à la réplétion des éléments cellulaires par des globules de graisse. Dans ce cas, la péritonite puerpérale était hors de cause. La mort avait été provoquée par des accidents d'autre espèce. Hémorrhagies entre autres.

Ce fait n'est pas du reste spécial à l'espèce humaine, puisque M. Blot a montré à la Société de Biologie, 1856, un exemple de foie gras chez une lapine qu'il avait sacrifiée après qu'elle eut mis bas.

Les modifications du foie sont encore démontrées par la glycosurie qui se montre d'une façon à peu près constante au début de la lactation, et souvent même avant l'accouchement (Blot, Bernard, Tarnier).

Tout récemment, enfin, dans une note communiquée à la Société de Biologie, M. Ranvier faisait remarquer que pendant la lactation les cellules de la périphérie des lobules se remplissaient de graisse, ce qui, pour cet anatomiste, constituerait peut-être une nouvelle fonction, qu'il appelle fonction stéatogène du foie. M. de Sinety a confirmé ces découvertes par ses recherches sur l'état du foie chez les femelles en lactation.

Outre le sucre et la graisse, le foie, dans cet état de gestation, fabrique encore une quantité plus considérable d'urée. C'est du moins ce qui ressort des travaux de MM. Quinquaud et Brouardel.

Il semble donc résulter de ces recherches que le foie ainsi surmené dans ses fonctions, ainsi altéré ou plutôt modifié dans sa structure, peut expliquer, ainsi que M. Blot le disait à propos du mémoire de M. Bardinet sur l'épidémie de Limoges, non-seulement la fréquence de l'ictère chez la femme grosse, survenu à l'occasion d'une cause quelconque, mais encore sa gravité chez les femmes qui sont en cet état, et son innocuité chez les individus hors d'état de grossesse que toucha cette fameuse épidémie.

Toutes ces femmes, et bien d'autres encore dont nous retrouverons les observations à la fin de ce chapitre, ou guérirent, ou avortèrent, ou moururent après avoir avorté.

Beaucoup avortèrent en tous cas. Et c'est là le premier accident qui résulte de l'ictère.

Quelle est la cause de l'avortement?

Nous résumons toutes celles qui ont été données.

L'ictère le plus simple amène d'une façon non pas constante mais très-souvent l'avortement; puis l'utérus une fois vidé revient très-vite sur lui-même. Ce fait qui semble naturel dans les cas d'ictère grave, au même titre que l'avortement dans le cours des grandes pyréxies, nous paraît au moins singulier, quand il survient dans le cours d'un simple ictère catarrhal.

Outre les observations qu'on trouvera à la fin, citons : Ozanam, qui en vit deux, l'un à 5 mois, l'autre à 7 mois et demi, quelques jours après le début d'un ictère bénin. Testut a vu le même fait à 7 mois et demi. Le Dr Imbert, cité par Churchill, rapporte un avortement survenu au deuxième mois. Davis, Machelard et Hervieux rapportent des cas d'accouchemcnts prématurés.

Les enfants naissent généralement vivants et nullement ictériques, sauf trois cas signalés : (Bonnet Sepulchretum, t. II), Wrisberg et Franck.

La viabilité des enfants dépend uniquement de l'éqoque de la tausse couche et ne se trouve nullement compromise par la maladie de la mère.

Comment expliquer cette influence si fréquemment active de la jaunisse sur la marche de la grossesse?

Frerichs a attribué ce fait à une hémorrhagie placentaire qui se ferait d'autant plus facilement que l'ictère, quel qu'il soit, prédispose aux hémorrhagies. Mais on verra que l'hémorrhagie avant et après la fausse couche est inconnue dans ces cas. Au contraire, après et avant la fausse couche, la matrice est en état de contracture, comme tétanisée, et, une fois vidée, la matrice revient rapidement sur elle-même, enfermant même souvent le placenta.

Est-ce dès lors la bile qui agirait à la manière de l'ergot de seigle, à la manière du plomb (Constantin Paul), du phosphore (Gautier de Claubry et O. Wyss) pour provoquer l'avortement en irritant les fibres musculaires de l'utérus?

L'hypothèse de la bile, agissant pour exciter des contractions prématurées dans l'utérus, s'appuie sur des expériences précises qui démontrent positivement l'action excitante des principes biliaires, tant sur les muscles que sur les nerfs moteurs.

Schiff et après lui Budge, d'autre part Kühne et Hoppe, ont obtenu des contractions permanentes et comme tétaniques en mettant une goutte de liquide biliaire au contact soit de la fibre musculaire, soit du nerf moteur (Longet).

La bile appliquée sur la tunique musculaire de l'œsophage du chat ou de l'intestin grêle du lapin y provoque une contraction soutenue. Rauke a bien établi que ce sont les sels biliaires qui agissent directement sur le système nerveux ganglionnaire.

Leyden, dans ses injections d'acides biliaires, a observé chez le chien des crampes et des trémulations musculaires. Mais pour obtenir de pareils résultats, il fallait des doses énormes de sels biliaires, et, objectera-t-on, ce n'est pas le fait dans le cas d'un ictère simple bénin chez la femme grosse.

Précisément à cause de ce fait, la femme avorte sans avoir eu une jaunisse très-intense et cela tient, dit M. Meunier dans sa thèse, à la masse de sang considérable qui se trouve dans les sinus utérins et qui baigne véritablement les fibres utérines, les excite pour chasser le produit contenu et pour les tenir comme tétanisées après la délivrance, enfermant ainsi le placenta, mais en tous cas empêchant les hémorrhagies et surtout l'inertie utérine qui suit quelquefois les accouchements naturels.

Nous admettons d'autant mieux cette dernière théorie, que nous avons été témoin d'un cas de ce genre dans le service de M. Brouardel, et dont l'observation est publiée à la fin de ce chapitre.

Ictère grave chez la femme grosse.

D'après ce qui précède, nous avons vu la pathogénie de l'ictère simple ressortir de l'état physiologique et quelquefois pathologique du foie un peu surmené dans la période de gestation; bien des auteurs imbus de l'idée de l'atrophie aiguë, synonyme d'ictère grave, ont trouvé des lésions du foie plus avancées et ont dès lors rapporté la mort dans ces cas à ces altérations auxquelles il est vrai de dire, ils ajoutaient des lésions d'autres organes (rate, muscle, paroi vasculo-cardiaque et en particulier de l'émonctoire rénal). Et ces lésions ont été vues dans toutes les autopsies bien conduites; aussi ont-elles pu, pour certains auteurs, venir encore à l'appui de la théorie acholique de l'ictère grave.

Frerichs, entre autres, a cité des observations et des autopsies bien convaincantes.

En France, Blot (Bull. Acad. Méd, t. XXX) a lui aussi observé l'atrophie jaune aiguë du foie, caractérisée par la diminution du volume total de l'organe et la destruction des cellules remplacées par des amas graisseux.

Woillez, dans une autre autopsie analogue, ne put trouver aucune cellule hépatique intacte (Soc. méd. hôp. 62). Le foie du réste était ramolli.

Dessolies (Th. Paris, 1870) rapporte un autre cas d'atrophie aiguë.

L'observation de M. Damaschino, que nous rapportons plus loin, présente un mélange d'atrophie et d'hépatite interstitielle.

La constance de ces lésions du foie, accompagnées si souvent de dégénérescences rénales, suffit pour expliquer la gravité exceptionnelle de l'ictère pendant la gestation.

La grossesse paraît être une cause prédisposante bien réelle de l'ictère grave. Ce fait a été établi d'abord par :

Burns (Encycl. de méd. 30).

Ozanam, Blot, Churchill, Blachez, Caradec, Montgomery, Hervieux, Laborde.

Frerichs, sur 51 cas d'atrophie aiguë du foie pris au hasard a trouvé seulement 9 cas chez l'homme et 22 chez la femme, dont la moitié enceinte.

Malgré ces faits, l'atrophie aiguë du foie est relativement rare, puisque, sur un relevé fait en Allemagne et portant sur 33,000 femmes en couche, Spaeth n'a trouvé que deux faits de cette maladie, et que de 1872 à 1873, on en vit un seul cas à la Maternité et un autre à la Clinique dans les services des femmes en couche.

Nous résumons cette statistique et la prenons telle que l'a établie N. Meunier, Th. de Paris, 1872. M. Meunier convient du reste, étant donné qu'on ne trouve pas toujours l'atrophie jaune aiguë, qu'il vaut mieux dire qu'un ictère étant survenu chez une femme enceinte passera facilement à l'état grave. La preuve en est que dans les épidémies d'ictère, les femmes en couche presque uniquement moururent. (Voir le chapitre des observations.)

Mais pourquoi ce fait ?

Nous avons déjà rejeté la malignité d'Ozanam. Nous rejetterons encore mieux l'intoxication phosphorée à laquelle Rokitanski a, dans le temps, rapporté toutes les atrophies graves aiguës. Enfin pouvons-nous accorder toute influence à une sidération du système nerveux? (Gubler.) Je ne le crois pas; cette influence nerveuse expliquerait plutôt la prostration de la fin. Nous avons déjà établi l'état du foie et, sans vouloir y revenir, nous pouvons dire que la glande hépatique subit un véritable surmenage. Elle fabrique l'urée, le sucre en plus grande quantité, la graisse envahit les cellules; d'où gêne dans ses fonctions épuratives et hématopoïétiques. De là à gêner le cours de la bile, il n'y a qu'un pas et les causes ne peuvent manquer à la femme enceinte : émotion morale vive, joie ou douleur, dyspepsie, embarras gastrique, gastro-duodénite, disposition à faire des calculs, etc. Un ictère en dehors de causes épidémiques peut vite survenir durant cet état d'imminence morbide, et l'ictère passe à l'état grave, surtout si le génie puerpéral y ajoute son influence.

Mais est-ce bien le génie puerpéral qui fait ici tout le mal? car alors on peut se demander pourquoi tel ictère sera bénin tandis que l'autre fera avorter, et que l'autre enfin fera avorter puis mourir ensuite,dans le plus profond coma? Nous en doutons.

L'on connaît la fréquence des altérations rénales à mesure que la femme avance vers son terme; l'albuminurie est loin d'être rare dans ces cas qui parfois entraînent l'éclampsie. Nous croyons que le trouble des reins peut expliquer tout au moins une partie de la gravité. Il explique en effet comment un ictère bénin passe à l'état grave ou le rend grave d'emblée par suite de la rétention de principes nuisibles qui, chez la femme grosse, semblent être formés en plus grande abondance, l'urée entre autres (Quinquaud-Brouardel), tandis que le foie malade, ou tout au moins altéré dans sa structure, est le plus souvent insuffisant pour la transformation de la matière, dont parle Frerichs.

Mais une pareille théorie ne peut ressortir que des faits : recherches anatomiques et observations cliniques sont tout en pareille matière. Aussi devons-nous étendre le cadre du chapitre suivant, qui nous permettra d'établir que trois cas sont à considérer : 1° les ictères bénins ; 2° les ictères pseudo-graves avec avortement ; 3° les ictères mortels après avortement.

Il est bon toutefois, avant de passer au chapitre des observations, d'insister un peu plus sur l'influence que peut avoir la grossesse sur les altérations du rein. Car, pour établir la raison qui transforme un ictère bénin en ictère grave, par le seul fait que le rein est malade, nous devons donner une statistique des maladies de Bright. — C'est M. Ollivier qui, dans les *Archives de Médecine*, 1873, déjà citées, nous donne le résultat de ses recherches et de celles qui ont été faites avant lui.

Dans une note sur la pathogénie de l'albuminurie puerpérale (comptes-rendus des séances et Mémoires de la Société de Biologie, 1870, 5ᵉ série, t. II, p. 101), l'auteur, M. Ollivier mentionne la statistique de Roberts (*Roberts W. a practical treatise on urinary and renal deseases, etc. London,* 1865, p. 289.) — La mortalité concernant la néphrite albumineuse serait de 80 femmes pour 100 hommes, et cela entre 20 et 40 ans. Après cet âge la proportion est moindre, toutes les autres causes de néphrite subsistant, c'est-à-dire alcoolisme, rhumatisme, etc. ; force est donc de donner une grande part à la grossesse chez la femme de 20 à 40 ans.

Dans une statistique faite par le Dʳ Ollivier, la néphrite albumineuse dans les années 1861, 62, 63, 64 donne 673 cas, dont 231 femmes et 442 hommes : proportion moindre, comme on le voit, que dans la statistique de Roberts. Or, en admettant que les causes de néphrite, telles que l'alcoolisme en particulier,soient moindres pour la femme, il reste à celle-ci la grossesse, qui doit entrer pour une bonne part.

Ce qui rend le rein malade chez la femme grosse c'est la congestion avec albuminurie, n'amenant que progressivement l'état d'inflammation chronique.

Chez les unes l'albumine avec l'œdème survient à 6 mois (Bach), à 4 mois (Cazeaux), à 5 mois (Cahen, Th. de Paris, 1856), à 3 mois (Ollivier) et disparaît après l'accouchement.

Chez les autres, l'albuminurie s'accompagne de tous les accidents de la néphrite aiguë allant jusqu'à l'éclampsie urémique, et disparaît encore après l'accouchement.

Chez d'autres, les deux formes inflammation subaiguë et aiguë passent à l'état chronique.

Ordinairement l'albumine a disparu de l'urine des femmes accouchées après un temps très-court.

M. Blot (thèse de Paris) admet 4 jours au maximum.

MM. Devilliers et Regnauld J., Archives générales de médecine, 1848, 1re série, t. XVII, admettent 15 jours.

Frerichs assigne comme dernier terme 12 jours.

Cahen a vu onze jours l'urine albumineuse.

Dans tous les cas l'albumine disparaît définitivement et les malades guérissent.

L. Leudet (in Gazette hebd. 1854) a vu l'albumine au 29e jour.

Royer, cité par lui, a vu un cas où l'albumine a duré 5 mois.

Dans l'obs. III du mémoire de M. Leudet (Mémoire sur la néphrite albumineuse consécutive à l'albuminurie des femmes grosses,) nous voyons un œdème apparaître vers le 5e mois de la grossesse. Les urines examinées au 9e mois furent trouvées albumineuses. L'accouchement s'accompagna d'éclampsie et les attaques se reproduisirent longtemps après la délivrance. La malade était accouchée le 16 octobre 1852 et le 20 mars 1854 elle rentrait dans le service de Rayer avec tous les signes de la maladie de Bright.

Dans un travail qui parut peu de temps après celui de M. Leudet, M. Imbert Goubeyre est encore plus explicite (de l'Albuminurie puerpérale et de ses rapports avec l'éclampsie, in mémoires de l'Académie de médecine, 1856, t. XX, p. 34) et il dit que : « dans la moitié des cas l'albuminurie disparaît rapidement du 2e au 14e jour ; mais que dans le 1[6e des cas (11 sur 65) elle persiste et passe à l'état chronique.

Est-ce à dire que toutes les femmes qui meurent d'ictère grave doivent être albuminuriques ou doivent avoir une néphrite subaiguë, aiguë et chronique? Assurément non ; mais souvent elles ont le rein modifié, comme le foie, du fait de leur grossesse. L'ictère survient souvent chez elles, pendant qu'elles ont une congestion passagère des reins avec albuminurie, et c'est là une des causes qui font qu'elles meurent, après avoir avorté, dans des attaques d'urémie, d'éclampsie des plus manifestes. Elles ont les accidents convulsifs et le coma final, accidents nerveux qu'on a toujours remarqués dans l'ictère.

Nous renvoyons à l'article des observations et surtout à l'observation qui nous est personnelle où nous avons pu constater tous ces signes, et d'où nous avons cherché à tirer une forme spéciale de l'ictère grave : la forme urémique.

Ictère grave des femmes grosses.

OBSERVATIONS

Les observations d'ictère grave chez la femme grosse sont très-nombreuses, les unes sont prises sur les lieux mêmes où l'ictère a revêtu le caractère épidémique ; d'autres nombreuses également relatent des faits d'ictères graves sporadiques, ces dernières attireront plus spécialement notre attention et surtout celles qui ont été suivies d'autopsie. Ainsi que le dit le Dr Meunier : « Les lésions confirmatives de la théorie acholique de l'ictère grave ont été vues d'une façon constante chez la femme enceinte lorsqu'on a fait des autopsies sérieuses. » Nous en disons autant pour la théorie rénale. Nous citerons donc en résumé les observations non suivies d'autopsie, nous réservant d'insister davantage sur les recherches sérieuses faites par des observateurs consciencieux.

Voyons d'abord les observations des ictères épidémiques :

1° *Épidémie de Lüdenscheid* dans le Margraviat, en 1794. — Le docteur Kerksig (J. d'Hufeland, t. VII). — Soixante-dix malades furent atteints de jaunisse, les enfants furent tous épargnés, un homme mourut (et encore, dit l'auteur, ce fut par le traitement maladroit d'un charlatan). Cinq femmes grosses furent atteintes, dont trois avortèrent et deux moururent après avoir accouché prématurément, l'une mourut le 4° jour de l'accouchement, l'autre le 5°. On peut se demander si les suites de couches, péritonite, infection puerpérale, ne furent pas ici la cause de la mort.

2° *Épidémie de Roubaix* (Dr Charpentier, Revue méd. chir., 1854). Dans cette épidémie bénigne pour les individus hors d'état de grossesse, toutes les femmes qui accouchaient pendant l'ictère sont mortes un ou deux jours après, au milieu de phénomènes adynamiques. Sur onze observations recueillies, il en rapporte quatre dans lesquelles la mort suivit de près un accouchement prématuré à sept mois.

3° *Épidémie de Saint-Pierre de la Martinique en* 1858. (Douillé. Thèse de Montpellier, 1861. — Saint-Vel, Gaz. Hôp., 1862). — Sur les 600 hommes de la garnison, 42 furent atteints par la maladie qui fut bénigne, 2 artilleurs seuls présentèrent quelques symptômes graves qui cédèrent devant un traitement énergique.

La population civile également paya son tribut à l'épidémie : chez les hommes, bénignité constante, bien qu'ils aient été atteints plus fréquemment que les femmes et cela dans la proportion de 5 0/0.

La mort ne frappa que le sexe féminin. L'on compta dans l'espace de 60 jours jusqu'à 20 décès, et dans ce nombre se trouvaient 18 femmes enceintes et d'une période variant de 5 à 7 mois ; chez elles, sauf deux cas, l'avortement précéda toujours le coma final.

Les chiffres du Dr Saint-Vel sont un peu moins effrayants. Il note bien aussi 20 cas de mort chez les femmes grosses. Mais il en connaît dix autres où l'ictère, venant compliquer la grossesse, n'amena ni la mort, ni même l'avortement.

4° *Epidémie de Limoges*, en 1859. (Dr Bardinet. Bulletin, acad. méd., 1863). — L'épidémie de Limoges, rapportée par Bardinet, a eu une gravité toute spéciale chez la femme grosse. Treize cas sont rapportés. Cinq cas furent bénins, cinq autres furent suivis d'avortement ou d'accouchement prématuré, sans autres suites fâcheuses. Trois cas enfin où la mort est survenue au milieu d'accidents ataxiques et comateux ; dans l'un d'eux, la mort est arrivée avant la fausse couche.

5° En 1863, M. Louis Caradec lut un mémoire sur l'ictère grave des femmes enceintes, à la Société de médecine pratique de Paris. (Archives générales de médecine, 1863, 6e série, I.) Dans ce mémoire, d'où il résulte que l'ictère devient d'autant plus grave que la grossesse approche de son terme, et que la compression exercée par le fœtus est plus forte, M. Louis Caradec cite trois observations :

Obs. I. — Ictère grave accompagnée d'hépatite, survenue au 7e mois de la grossesse. Disparition des accidents. Réapparition des accidents au 9e mois. Eclampsie. Mort, 25 ans. L'urine n'était pas albumineuse, mais il n'y eut pas d'autopsie.

Obs. II. — Ictère grave survenu au 6e mois de la grossesse. Réapparition de l'ictère dans le cours du 9e. Eclampsie. Mort.

Comme réflexions, M. Caradec conseille aux médecins de s'inquiéter du climat, des affections qui y règnent. Le médecin, dit-il aussi, devra examiner l'urine de la malade et voir si l'urée y fait défaut. Déjà, sans doute, le Dr Louis Caradec entrevoyait ce rôle éliminateur du rein.

Obs. III. — Ictère accompagnée d'hépatite, survenu au 4e mois de la grossesse. Accouchement. Disparition des accidents alarmants. Il y eut chez cette malade une première attaque d'éclampsie avec albumine à la 5e couche. Quant à la 6e couche qui fait l'objet de cette observation, il y eut ictère, albuminurie, œdème des jambes, coma, délivrance et guérison.

Nous notons ce fait comme un fait rare et qui viendrait à l'encontre de notre théorie, si nous n'avions pour l'expliquer l'avortement survenu si vite, qui peut-être a été comme une planche de salut, suivant l'expression de M. Caradec, au 5e mois débarrassant la femme de la gêne que subissait la fonction rénale et de la menace d'une hépatite, qui serait peut-être devenue grave à cause de la lésion rénale au cas où celle-ci aurait persisté.

M. Caradec cite encore le fait du Dr Daniel qui eut à soigner un ictère au septième mois. L'accouchement prématuré eut lieu, l'ictère n'en persista pas moins et la femme mourut quelques jours après. — Le frère J. Caradec dut donner ses soins à une nouvelle accouchée de trois jours, atteinte d'ictère grave qui succomba le quatrième jour de son accouchement.

Que dire de ces cas douteux d'ictère grave où l'autopsie ne put être faite où l'albumine n'a pas été recherchée, où l'on ne sait enfin dans les derniers cas, surtout dans les cas du Dr Daniel et du frère Caradec si la mort n'a pas été causée par des accidents de péritonite puerpérale. — Rien à conclure par conséquent. Nous avons cru devoir les enregistrer néanmoins, ils prouvent en tous cas par leur énumération la gravité de l'ictère chez la femme grosse.

Voilà pour les cas épidémiques, passons aux observations de cas isolés. Si nous ne voulions nous en tenir aux observations relatant l'examen des lésions du foie et des reins, il ne serait pas difficile d'ajouter aux faits précédents bien d'autres relations d'ictère grave atteignant la femme grosse, la faisant avorter puis mourir dans le coma. — Nous pourrions emprunter à Ozanam, thèse de Paris, 1849, un fait d'ictère grave constaté à l'Hôtel-Dieu, puis au docteur O. Saint-Vel (*Gazette des Hôpitaux*, 1862, p. 258), deux observations d'ictère catarrhal avec explosion brusque d'accidents convulsifs puis comateux, ressemblant aux accidents éclamptiques et terminé par la mort dans le coma. Mais à quoi bon? Ces faits n'ont été rélevés qu'au point de vue purement clinique et obstétrical, et ils ne démontreraient que la gravité de l'ictère chez les femmes grosses. Toutefois et c'est là le meilleur parti que nous en puissions tirer, ils démontrent qu'au point de vue clinique, ce sont les accidents éclamptiques urémiques qui dominent la scène.

Nous aurons à revenir sur ce point de démonstrations

avec des observations plus probantes où tout aura été soigneusement examiné.

Disons cependant pour être complet sur cette question, grosse de documents anciens et récents, que la mort ni même l'avortement ne sont la suite inévitable d'un ictère.

Deux thèses, celle de M. Pouchet et celle de M. Meunier déjà citées, ont été inspirées sur l'ictère épidémique des femmes grosses et disons que, s'il existait jusqu'à présent une présomption en faveur de la gravité des ictères gravides d'origine épidémique, il y a eu aussi des épidémies d'ictère bénin observées par nos maîtres Depaul et Hervieux, Chantreuil et Budin leurs élèves, Gallard et Germain Sée en l'année 1872.

M. Meunier a ainsi résumé un certain nombre d'observations, nous les plaçons en un simple tableau :

Obs. I.	Hervieux.	Ictère, au 8e mois. Guérison.
Obs. II.	Id.	Ictère avec albuminurie après l'accouchement. Au 8e mois, accouchement prématuré. Guérison.
Obs. III.	Id.	Ictère, au 9e mois accouchement à terme. Guérison.
Obs. IV.	Id.	Ictère après accouchement. 4 jours après un accouchement à terme. Guérison.
Obs. V.	Id.	Ictère, ascite, œdème, pas d'albumine. 6e mois, avortement. Guérison.
Obs. VI.	Id.	Ictère. 4 jours après l'accouchement. Guérison.
Obs. VII.	Id.	Ictère après accouchement et des douleurs de colique hépatique, 8e mois. Guérison.
Obs. VIII.	Id.	Ictère après accouchement, œdème des malléoles, pas d'albumine, 7 mois 1/2. Guérison.
Obs. X.	Blachez.	Ictère. 4 mois, avortement. Guérison.
Obs. XI.	Gallard.	Ictère, 5e mois. Guérison.
Obs. XII.	G. Sée.	Ictère, syphilis, 7e mois accouchement prématuré. Guérison.
Obs. XIII.	Depaul. Chantreuil.	Ictère, 6e mois avortement, Guérison.

Obs. XIV.	Depaul. Chantreuil.	Ictère, 7e mois accouchement prématuré. Guérison.
Obs. XVI.	Depaul. Chantreuil.	Ictère, 7 mois 1/2, accouchement prématuré. Guérison.

Durant cette même épidémie, 1871-72, où il y eut quatorze cas de guérison ; il y eut cependant deux cas de mort, qui dans la thèse de M.Meunier font l'objet des observations IX et XV. Nous les résumons, car l'autopsie put en être faite, le foie et les reins furent examinés.

Observation IX.

(Communiquée par M. Budin, interne du service de M. Hervieux, à la Maternité).

Ictère grave coïncidant avec un accouchement à terme. Mort.

La nommée Laurin, domestique, 25 ans, entre à la Maternité le 11 janvier 1872; non loin de son terme. Premier enfant venu à 7 mois 1/2, pendant une variole de la mère ; 2e à terme ; au début de cette troisième grossesse, nausées fréquentes. Durant les deux derniers mois, constipation constante ; œdème modéré des membres inférieurs.

Constitution bonne du reste, et état de santé satisfaisant, les premières douleurs apparaissent le 17, à 8 heures du soir.

18 janvier. Le lendemain 18, elle accouche sans accidents d'un garçon du poids de 3220 grammes, la délivrance se fit naturellement. Dans cette même journée, comme l'on remarqua la teinte jaune de son facies, on le fit passer en médecine chez M. Hervieux.

Le 19. Le matin, à la visite, teinte ictérique jaune clair assez prononcée, frissons la nuit précédente, peau chaude. P. 120. Urines ictériques, douleurs abdominales assez vives surtout du côté gauche. L'ictère ne semble avoir eu pour causes ni le froid ni une émotion.

Le soir, p. 108. Douleurs abdominales moins vives.

Le 20. Ictère beaucoup plus intense, coloration jaune brun répandue sur toute la surface du corps. Facies rouge, yeux brillants, air calme et presque béat. P. 100. Délire tranquille la nuit précédente ; une fois seulement, poussée par le cauchemar, elle voulut se lever. Continuation du délire ; questionnée, la malade répond qu'elle ne souffre pas. Mais si l'on presse sur la région hépatique, on réveille la douleur. Le foie, d'après la percussion, accuse un volume normal ; nausées sans vomissement ; point d'hémorrhagie.

Le soir, p. 104. Paroles incohérentes et prostration, respiration inégale.

Le 21. La nuit, délire plus violent, mais de peu de durée, qui nécessite la camisole de force. Coma complet le matin. P. 108. Injection par les fosses nasales d'une solution sucrée de tartre stibié.

Le 22. Le coma persiste toujours. La malade succombe à 1 heure 30 du soir.

Autopsie. — Coloration jaunâtre de tout le corps. Pas de traces d'hémorrhagie sous-cutanée. Les organes abdominaux présentent une teinte jaune clair assez intense. Le foie est mou, à surface ni flasque ni ridée ; son volume n'est pas absolument diminué. La coupe présente une coloration jaune assez prononcée, mais irrégulière et beaucoup plus intense par places. Rate normale.

Quant aux reins, substance corticale blanc jaunâtre et paraissant avoir subi la dégénérescence graisseuse.

Utérus tel qu'on le trouve normalement trois jours après l'accouchement.

Système digestif intact.

Poumons sains. Sérosité jaunâtres dans les plèvres et le péricarde.

Cœur assez volumineux, sans lésions valvulaires, quelques ecchymoses sous l'endocarde et le péricarde.

En somme, cette malade a eu sa jaunisse après l'accouchement et semble avoir contracté un ictère grave demblée, qui ne peut pas être confondu avec une septicémie puerpérale étant donné que tous les organes du petit bassin étaient intacts. — Les reins n'ont pas été examinés d'une façon spéciale non plus que les urines et cet ictère, dans l'espèce, pouvait se rattacher à l'ordre des maladies de la puerpéralité, c'est-à-dire à l'ordre des maladies que les suites de couches rendent graves. — Nous ne pouvons en tirer grand profit pour notre théorie rénale.

Il en sera de même pour l'observation suivante :

Observation XV (communiquée par M. Chantreuil).

Ictère grave chez une femme enceinte de 8 mois et demi. Accouchement prématuré. Mort (Notice sur la lésion du foie due au Dr Hayem).

La nommée Limbaud, primipare, entre à la Clinique dans le service du Dr Depaul, le 16 octobre.

Devient jaune quinze jours avant son entrée à l'hôpital ou du moins, dit-elle, on le lui a dit à cette époque.

Accouchée le 15 à onze heures du soir. Accouchement naturel. Enfant vivant et pesant 2,100 grammes.

Morte le 21 avec tous les accidents de péritonite puerpérale qui vient confirmer l'autopsie.

Le foie est très-altéré dans sa structure, on y trouve en effet toutes les lésions de l'atrophie jaune aiguë et celles de l'hépatite interstitielle.

Quant aux reins. qui n'ont pas été spécialement examinés comme le foie, ils sont de volume normal de coloration blanc jaunâtre, comme s'ils avaient subi la dégénérescence graisseuse.

Tout le reste de l'examen des viscères confirme l'idée d'une septicémie puerpérale.

Certes dans ce cas, il y a bien eu ictère, mais peut-on l'appeler ictère grave. La puerpéralité à notre avis domine trop pour qu'on ne fasse pas aux symptômes de péritonite la plus large part de l'issue fatale.

Aussi ne donnerons-nous pas à cette observation comme à la précédente la place qui lui convient dans notre thèse. Nous n'avons d'ailleurs rélaté ces observations que pour résumer l'épidémie de 1871-1872 et pour en faire la critique. On a cette année là résumé les ictères de la femme grosse, compté les avortements ; mais en somme on a trop attaché au fait de cette épidémie d'ictère une bénignité relative, et qui peut s'expliquer. Nous ferons remarquer que, pour cette épidémie relativement très-bénigne d'ictère chez la femme grosse et qui s'accorde peu avec la gravité que l'on pouvait supposer, bien des observations sortent de notre cadre, à savoir : « Une femme albuminurique ou atteinte de lésions rénales gagne subitement un ictère. Elle avorte généralement et meurt le plus souvent. »

L'obs. II s'en écarte parce que l'albuminurie et l'ictère sont survenus après la délivrance, c'est un cas heureux, en tous cas la jaunisse n'a duré que fort peu de temps.

L'obs. III n'offre rien de particulier comme lésion.

L'obs. IV. — L'ictère est survenu quatre jours après l'accouchement et il n'y avait pas d'albuminurie.

L'obs. V. — L'ictère est survenu après l'accouchement, et l'œdème et l'ascite disparaissent après l'expulsion du fœtus cause de ces désordres qui toutefois n'ont pas été jusqu'à l'albuminurie.

L'obs. VI. — Ictère catarrhal après l'accouchement.

L'obs. VII est dans la règle ictère simple et accouchement prématuré.

L'obs. VIII. — L'ictère et l'œdème sans albuminurie cessent après l'accouchement prématuré.

L'obs. IX est peu coucluante. L'albumine n'ayant point été recherchée ou du moins n'ayant pas été mentionnée. En tout cas l'ictère suivit encore cette fois l'accouchement, la femme mourut et ses reins avaient subi la dégénérescence graisseuse.

L'obs. X. — Avortement à quatre mois dans l'ictère, puis guérison, pas d'albumine ; le fait est presque normal.

L'obs. XI. — Porte une guérison sans avortement au cinquième mois.

Les obs. XII, XIII, XIV et XVI relatent un ictère, un avortement et guérison mais toujours pas d'albumine.

L'obs. XVI. — Où l'albumine n'est pas mentionnée, relate un avortement et la mort par infection puerpérale.

Cette discussion sur l'observation d'épidémie d'ictère bénin nous permet de croire juste notre théorie rénale, ou tout au moins ne l'infirme pas. Dans un cas l'albumine survient, mais après l'accouchement avec l'ictère qui tous deux disparaissent presque aussitôt. Dans un autre où la mort survint (cas de M. Budin), les reins étaient dégénérés.

Trois observations de M. Lancereaux sont encore confirmatives de la concomitance des lésions du foie et des reins. Ces observations sont rapportées dans la thèse de M. Petit (Paris 1863). Nous les résumons :

Observation I.

Ictère grave, grossesse de 6 mois. Eclampsie. Mort avant l'accouchement. Autopsie.

La nommée X... eut une première fausse couche de six mois et, au mois de novembre 1849, eut une jaunisse étant enceinte de six mois.

Le 7 décembre, c'est-à-dire trois semaines après le début, de l'ictère, entre à l'hôpital. Rien de spécial à l'entrée, sinon cette jaunisse survenue dans le cours de sa grossesse. Cet ictère dura ainsi sans accident jusqu'au 20 décembre. Ce jour-là, en effet, subitement elle fut prise de délire, d'hallucinations, puis de quelques douleurs et enfin d'attaques éclamptiques. L'accouchement prématuré qui s'annonçait ne put être fait ; on ne put appliquer le forceps et, le 25 décembre, elle mourut avec la même teinte ictérique qu'au début. Elle ne présente ni hémorrhagies, ni taches, ni accidents typhoïques, le dernier jour seulement le pouls monta à 120 pulsations. Les urines n'ont pu être examinées, et la mort est survenue dans le coma.

A l'autopsie. — On trouve dans le foie des cellules détruites en partie remplies par places de matière amorphe avec granulations et gouttelettes de graisse.

Les reins sont congestionnés et renferment des cellules chargées de g anulations graisseuses.

Rien au cerveau.

Les urines, examinées après la mort, n ont pas donné la réaction albumineuse.

Observation II.

Ictère grave, grossesse, avortement un peu avant la mort. Dégénérescence du foie et des reins.

Fille forte, entre le 13 août 1863 dans le service de M. Grisolle.

Enceinte d'environ 5 mois, teinte jaune de la peau. Le coma où elle se trouve empêche d'avoir un seul renseignement.

Aucune hémorrhagie. Le pouls est fréquent ; la malade succombe dans le coma le lendemain 14. La veille, il y eut avortement. Fœtus non ictérique.

Autopsie. — Foie petit, altération et destruction de la plupart des cellules.

Reins flasques, jaunâtres, hyperémiés, cellules épithéliales détruites, les préparations que l'on obtient après grattage ressemblent à une émulsion de lait.

Aucun détail relatif à l'albuminerie dans cette observation.

OBSERVATION III.

Ictère grave, albuminurie. Dégénérescence graisseuse du foie et des reins. Mort avant l'accouchement (Service du Dr Gendrin. Hôpital de la Pitié.

Entrée le 25 février, morte le 27. Peu de renseignements.

Enceinte pour la première fois de cinq mois et demi, délire et coma. Ictère très-intense. Mort dans le coma, pas d'hémorrhagie.

Autopsie. — Le foie est diminué de volume, brun plutôt que jaunâtre ; quelques ecchymoses à la surface, flasque, tombe en déliquium après l'enlèvement de la capsule. *Au microscope*, on constate que la plus grande partie des cellules sont détruites et remplacées par d'abondantes granulations graisseuses. Le tissu conjonctif est en hypergenèse.

Reins augmentés de volume, mous, substance corticale colorée en jaune; cellules en partie détruites. Granulations grises et gouttelettes graisseuses assez abondantes dans l'interstice des canalicules.

Le fœtus présente lui aussi la dégénérescence graisseuse du foie, mais les reins sont sains.

Ici la théorie rénale semble être confirmée dans les trois cas.

OBSERVATION prise par M. Damaschino (Thèse de Meunier).

Ictère grave chez une femme enceinte de 6 mois et demi. — Avortement, coma, convulsions. — Hémorrhagies multiples. — Mort. — Autopsie.

La nommée Cécile B..., âgé de 20 ans, giletière, est entrée le 30 octobre 1864 à l'Hôtel-Dieu. Salle Saint-Raphaël, no 8. Service du Dr Monneret.

Cette femme, d'une constitution robuste, est d'une bonne santé habituelle, elle est enceinte de six mois et demi (première grossesse), et depuis trois jours, sans cause appréciable, s'est aperçue qu'elle devenait jaune. Légère inappétence ; pas de fièvre. Les douleurs de l'accouchement se déclarent brusquement et, en deux heures et demie, la malade est délivrée ; le fœtus est petit mais vivant, il a vécu cinq jours et ne présente aucun phénomène morbide.

Le 31. Le lendemain, l'ictère persiste et il est étendu à toute la surface cutanée ; l'intensité de la coloration n'est pas considérable. Il n'y a pas de fièvre : Constipation depuis trois jours (eau de Sedlitz).

Dans la nuit du 31 au 1er novembre, début des accidents nerveux. Insomnie et agitation extrême ; la malade parle constamment et cherche à se lever du lit, les membres sont agités de mouvements convulsifs.

Le 1er au matin, les phénomènes d'agitation ont fait place à de l'abattement. Etat sub-comateux dont on peut tirer momentanément la malade : réponses brèves, saccadées, incohérentes. La suffusion ictérique a augmenté, le pouls est fréquent, la peau est chaude.

Le 2. La nuit a encore été agitée ; le matin, coma interrompu par des accès de convulsions toniques, occupant le cou et les membres supérieurs et qui font place rapidement à de la résolution. La fièvre persiste, le pouls est à 96. La constipation continue : il y a rétention d'urine. Le cathétérisme donne issue à un demi-litre d'urine ictérique ne contenant pas d'albumine. Au microscope, pas de globules sanguins mais quelques cellules épithéliales du rein, teintées par la bile et finement granuleuses.

L'écoulement lochial est normal ; la sécrétion lactée ne se fait point, aucune hémorrhagie.

Le 3. L'état de la malade s'est un peu aggravé. Le coma est complet, le facies abattu, les conjonctives injectées. Narines pulvérulentes, la fièvre est toujours intense, pouls 96, peau sèche et brûlante. Pour la première fois, la malade a rendu un peu de sang par la bouche. Le soir, pouls à 132.

Le 4. La nuit a été très-agitée ; par moment, délire faisant place au coma. Le matin, abattement extrême, résolution générale. La fièvre persiste, peau sèche et brûlante, pouls à 162. 52 respirations ronflantes et stertoreuses. Injection des pommettes et du nez. Fuliginosités labiales et gingivales. Ecoulement par les commissures labiales d'une sanie rougeâtre. Pas d'autre écoulement hémorrhagique, mais apparition à l'avant-bras d'une ecchymose arrondie mesurant 0,02 centimètres de diamètre.

Le ventre n'est point météorisé ; urines involontaires et toujours ictériques. Constipation.

Le malade succombe dans la soirée après une agonie qui s'est prolongée tout le jour. Ecoulement sanguin par la bouche.

Autopsie le 6. — Rien de spécial aux annexes utérins et dans l'utérus, sinon une tendance aux hémorrhagies, et dans les ovaires une apoplexie très-nette et un état turgescent du plexus veineux. Pas d'ascite, ni inflammation du péritoine du petit bassin. Ces faits sont à signaler pour éliminer du diagnostic la question de la fièvre puerpérale.

Le foie est petit et d'une assez grande ténacité ; il ne se laisse pas déprimer et conserve la forme normale. Intégrité absolue du péritoine à ce niveau ; sous la séreuse, on voit des plaques d'apoplexie et des injections arborescentes environnant ces plaques. A la coupe de l'organe, quelques points de véritable apoplexie de 1 à 2 centimètres de diamètre. Ces sortes d'infarctus, noirs de jais, n'ont pas ramolli le tissu et se trouvent disséminés dans l'intérieur du foie, sur les coupes pratiquées dans toutes les directions.

Le tissu hépatique est d'un brun jaunâtre, les deux substances sont distinctes. A *l'examen microscopique*, on constate une turgescence du réseau vasculaire, avec conservation d'un grand nombre de cellules hépatiques. Mais la plupart renferment des gouttelettes graisseuses très-abondantes et aussi des pigments biliaires, brunâtres, qui donnent au tissu sa coloration morbide. Les noyaux sont encore visibles en certains points ; les cellules sont en partie détruites, et le tissu hépatique est remplacé par un magma granuleux coloré par la bile. Le tissu conjonctif un peu plus développé qu'à l'état normal. Ces diverses lésions sont les plus accentuées à la périphérie des lobules.

Les reins, de volume normal, sont le siége d'une injection très-marquée et uniforme dans les deux substances ; quelques petits foyers apoplectiques occupent la substance corticale. Au microscope, tuméfaction trouble de tous les épithéliums rénaux. Dans nombre de points, les cellules sont remplies de granulations graisseuses.

L'appareil digestif ne présente aucune particularité notable ; la rate est petite, parfaitement saine. Le cœur d'un volume normal, est rempli de caillots fluides : au microscope, état granuleux très-accentué des fibres musculaires : les poumons, fortement congestionnés, ne sont le siége d'aucune apoplexie.

La pie-mère est généralement et uniformément injectée dans ses gros et ses petits vaisseaux. La substance grise semble particulièrement ramollie. La substance blanche et les centres, sont de consistance normale. Aucun épanchement ventriculaire. Les muscles des membres et les psoas iliaques sont le siége d'une infiltration granuleuse très-remarquable.

Nous citerons enfin les observations d'ictère grave de Frerichs, qui s'est beaucoup soucié de l'état des reins, et de l'examen des urines.

Observation XVII. (Loc. citat.) Edit. 1877.

Accès répétés de lumbago dans le 7e mois de la grossesse. — Catarrhe gastrique. — Ictère. — Délire. — Convulsions. — Mort avec les symptômes d'une intoxication du sang.

Les reins sont flasques et colorés en jaune ; leurs cellules ont en partie subi la dégénérescence graisseuse.

Le foie est considérablement rapetissé, flasque et ridé. En somme, il présente tout l'ensemble des atrophies jaunes aiguës.

Mais on retrouve en plus de nombreux cristaux réunis en gerbes ou en groupes rayonnés (tyrosine. Atlas pl. II, fig. 1, a.).

Ces cristaux se rencontrent en bien plus grande quantité dans le sang des veines hépatiques. Celles-ci contiennent un liquide clair, rougeâtre, dans lequel nagent à côté des globules du sang, bien conservés d'innombrables gerbes et groupes de cristaux (Atlas, pl. II, fig. a) qui manquent entièrement dans la veine-porte et l'artère hépatique. Le foie fut dépouillé du sang qu'il contenait par l'eau chaude, puis coupé en tranches, trituré et cuit. Le produit de la filtration déposa par le repos de nombreux cristaux en aiguilles, réunies en partie, en gerbes et en groupes (tyrosine). On vit en outre la leucine.

En somme, cette malade, après de nombreux accès de lumbago (quatre) avec fièvre, fut prise d'ictère très-manifeste, et les fonctions du cerveau s'altérèrent rapidement, douze heures après l'invasion de l'ictère ; la malade se plaignit de céphalalgie, devint agitée, voulut quitter son lit, délira, puis tomba dans un coma profond qu'interrompaient parfois des mouvements convulsifs dans les muscles du visage, du cou et du bras.

La mort survint quatre jours après l'invasion de l'ictère, qui se montra un mois et demi environ, après le début du premier lumbago.

L'urine ne fut pas albumineuse.

Quoi qu'il en soit ici, notons simplement que les reins étaient malades, qu'il y a eu des douleurs lombaires, et que le fait ressemble assez à un cas d'urémie.

Observation XVIII. (Id.)

Femme de 24 ans. Brillante santé antérieure. Symptômes de catarrhe gastrique et ictère, trois jours après le début de l'embarras de l'estomac. Délire subit dès cette époque. Agitation. Délire et convulsions.

Avorte cinq jours après le début de la maladie d'un enfant mort âgé de 7 mois. Hémorrhagie utérine. Coma du 7e jour. Les pertes continuent. Vomissements. Mort dans le coma au 8e jour de la maladie.

Autopsie. — Atrophie aiguë du foie. Hémorrhagies dans le tube intestinal, sur la muqueuse des voies aériennes, etc.

Les reins n'ont pas été examinés, Mais en revanche, l'examen des urines ne laissa rien à désirer. Il est fâcheux, toutefois, que les reins n'aient pas été remarqués dans un cas où les urines ont été si bien examinées, comme on va le voir par la suite :

L'urine, examinée le 5e jour de la maladie après l'avortement, fut obtenue par la sonde. Elle est rouge jaunâtre, claire, acide, sans albumine, d'une densité de 1018,5. L'acide nitrique décèle faiblement la bile. Abandonnée à elle-même, elle laissa déposer un sédiment léger où se trouvaient de nombreuses aiguilles isolées ou réunies en groupes avec de l'épithélium de la vessie et des canaliculies urinifères teints en jaune.

Le jour de la mort, 8e jour de la maladie, l'urine est foncée, franchement biliaire. D = 1024, abandonnée, laisse un dépôt de sédiment où l'on voit de nombreux groupes d'aiguilles (tyrosine). Au microscope, leucine et tyrosine (Atlas, p. III, fig. 3). L'urée ne s'y trouve que sous forme de quelques traces.

Ces mêmes cristaux se retrouvent dans le foie, à la périphérie des lobules.

La leucine et la tyrosine se retrouvaient encore dans le sang du cœur et des veines-caves. Ainsi, le foie, la rate, le sang et même le pancréas, semblent être les foyers importants de ces matières.

Qu'une grande partie de ces substances dût son origine à la décomposition du foie, c'est ce que signifiait la présence de masses de tyrosine dans cet organe.

Que deviennent ces matériaux de décomposition au-dessus d'un rein altéré. Là est encore la question si difficile à résoudre. Est-ce là le poison indéterminé qui altère le rein en filtrant à travers les tubes, ou qui le trouvant primitivment malade, cesse d'être éliminé.

OBSERVATION XIX. (Id.)

Ictère au 6e mois de la grossesse, douleurs de tête violente. — Très-grande agitation. — Avortement. — Vomissements de matières noires. — Constipation, coma, pétéchies. — Mort au 8e jour du début de l'ictère. — Autopsie. — Atrophie aiguë du foie, rate petite. — Dégénérescence graisseuse des reins, urine riche en leucine et en tyrosine. — Urée dans le sang.

Rosalie K..., 35 ans. L'ictère débute subitement avec la fièvre et le frisson, le 20 septembre, et cela, au milieu de la santé la plus parfaite.

Le 24. Entre à l'hôpital.

Agitée. Intelligence nette. Insomnie et délire. Urine franchement ictérique.

Le 25, au matin. Avortement d'un fœtus de 6 mois. Fièvre et hémorrhagie peu intense.

Le 26. Abaissement considérable, puis coma profond. Pas d'albumine dans l'urine. Pigment biliaire. Vomissements pendant sa perte de connaissance. Respiration stertoreuse.

Le 28. Mort dans l'état comateux le plus profond.

Autopsie. — Les reins sont très volumineux et flasques, la substance corticale est d'un jaune gris, l'épithélium grandulaire a subi à un haut degré, la dégénérescence graisseuse.

Le foie est atrophié par places.

Urine chargée de tyrosine et de leucine. Peu d'urée. Pas d'albumine. Le sang contenait aussi beaucoup de leucine et de tyrosine et une très-grande proportion d'urée.

« Dans le cas actuel, dit Frerichs, la mort arriva avant que l'altération locale du foie eût atteint sa dernière limite, et que la décomposition des cellules glandulaires fût complète, par suite de gastrorrhagies abondantes. C'est pour cette raison que l'urine recueillie vingt-quatre heures avant la mort contenait encore une assez grande quantité d'urée, tandis que cette substance avait entièrement disparu sous l'action des altérations plus avancées constatées dans l'observation précédente (XVIII). Les résultats de ces deux observations s'accordent parfaitement du reste. L'urée, en disparaissant de l'urine, s'accumule dans le sang; elle ne cesse pas de se produire, mais d'être sécrétée. Nous acquérons ici la preuve que sans albuminurie et sans diminution notable de la quantité d'urine, l'excrétion de l'urée peut cesser entièrement du côté des reins ; nous ne trouvons, comme cause de cette perturbation, que la dégénérescence graisseuse de l'épithélium glandulaire, dont l'importance dans les fonctions du rein se trouve ainsi démontrée. On ne peut décider actuellement si cette perturbation reconnaît encore d'autres causes. »

Certes, à côté de cette perturbation de la fonction rénale, d'autres causes peuvent expliquer la mort. Les hémorrhagies suffiraient seules. Obs. XX de Frerichs, les altérations typhoïques. (Obs. XXI), de l'intestin, suffiraient également mais dans les cas où la puerpéralité doit être mise de côté, où le typhus exanthématique, la congestion intense des deux poumons, les hémorrhagies, etc., ne surviennent pas, dans ces cas enfin où le délire, les convulsions, le coma et tout ce qui se rencontre dans l'éclampsie puerpérale compliquent un ictère, ne peut-on pas conclure à un ictère grave de cause rénale ? Les reins sont assez souvent malades (voir le chapitre des reins dans l'ictère et surtout la fréquence des néphrites ou congestion simple du rein des femmes enceintes) pour expliquer cette forme si étrange qui fait dire à tous les auteurs en tête de leurs observations : Ictère. Eclampsie. Mort.

Le pronostic de l'ictère grave, dit encore Frerichs, même chez la femme enceinte, albuminurique, peut, lorsque l'état inflammatoire n'a pas dépassé son stade initial, quelquefois rétrocéder et guérir ; c'est du moins ce que semblerait indiquer l'observation suivante due à Frerichs.

Obsevation XXVI. (Id.)

Grossesse datant de cinq mois. Vomissements bilieux. Constipation. céphalalgie violente allant jusqu'à l'hébétude. Foie gros et douloureux, Tuméfaction de la rate. Albuminurie, ictère léger. Guérison.

Cette observation, qui tendrait à démontrer que la théorie rénale est parfois en défaut, ne vient que faiblement la contredire. Frerichs, en effet, ne signale l'ictère (légère teinte ictérique de la face) qu'au quatrième jour de la maladie, au moment où malgré l'albuminurie, la malade commençait à mieux aller. Les urines examinées n'ont pas donné la réaction biliaire.

Un seul fait en faveur de l'hépatite diffuse existe, c'est la douleur au foie.

Peut-on vraiment classer cette maladie dans les cas d'hépatite diffuse, d'ictère grave ou d'atrophie jaune aiguë? Nous en doutons.

OBSERVATION PERSONNELLE

Prise dans le service du Dr Brouardel.

Ictère grave au 7e mois de la grossesse. Purpura. Albumine dans les urines. Avortement et mort dans le coma. Entrée le 27 janvier. Morte le 1er février 1877.

La femme X .., âgée de 34 ans, vit dans son ménage, et souffre beaucoup des mauvais rapports qu'elle a avec son mari, ivrogne avéré, rentrant tard et la battant parfois.

27 janvier. Cette femme qui en est à sa 3e grossesse, est enceinte de 7 mois, et n'a jamais eu aucun accident lors de ses couches. Le 27 au soir, va porter son ouvrage vers 5 heures et rentre à 7, par une pluie battante qu'elle a reçue tout le long du chemin. En rentrant, se plaint de l'estomac, vomit et se met au lit.

Son mari la veille une partie de la nuit, puis s'endort.

Le 28. Le matin, en ss réveillant, entend sa femme râler, et ne peut la tirer de son sommeil. Elle était en effet, plongée dans le plus profond coma.

Dans la matinée, la malade est prise au milieu de son coma d'attaques caractérisées par des secousses, des soubresauts, des convulsions; la face est vultueuse, les yeux sortis de leur orbite, une écume sanguinolente s'échappe de ses lèvres.

En raison de cet état, le médecin mandé la fait transporter à l'hôpital Saint-Antoine, où elle est admise le 28 janvier à 2 heures de l'après-midi.

L'interne de garde, appelé en toute hâte, reconnaît là l'éclampsie type. Cette femme avait la peau un peu brune, mais rien de spécial n'attira l'attention de notre collègue qui, sondant la malade, recueillit une urine où il lui fut possible de déceler la présence de l'albumine à flots.

Dimanche soir. Deux collègues se joignirent à l'interne de garde, et constatèrent, outre le coma, la respiration stertoreuse et l'écume à la bouche, une grande quantité d'albumine.

Ils virent, en outre, un peu d'œdème à la face interne des tibias. Le cœur du fœtus ne battait plus. Par le toucher, on constate un col entr'ouvert et possédant encore une certaine longueur. Les sclérotiques (et un de nos collègues se rappelle avoir constaté ce signe, qui, au premier abord, n'avait pas grande importance) étaient jaunes lors de son entrée.

C'est alors que la soignant pour une éclampsie véritable, on pratiqua une première saignée de 300 grammes.

Lundi 29. A la visite du matin, même état de stertor, de coma, pas d'écume, n'a pas eu d'attaques convulsives dans la nuit. Mais une teinte ictérique très-prononcée est répandue sur les téguments.

Respiration fréquente, suspirieuse et bruyante.

Pouls fréquent, 132. Température, 38°2.

Les pupilles sont inégales, enfin, un peu d'œdème des membres inférieurs.

On note, en plus, des taches de purpura disséminées, larges comme de petites lentilles, se trouvant sur le cou et les membres.

Stertor et coma, les membres retombent inertes quand on les soulève ; les pincements déterminent des mouvements lents de défense et quelques gémissements faibles. La sensibilité est conservée. Cette femme ressemble à une apoplectique dans le coma, sans paralysie. La teinte jaune fait penser à l'intoxication phosphorée, mais la démonstration du contraire fut vite établie.

Le foie est gros, il mesure 0,12 centimètres et déborde les fausses côtes.

Saignée de 200 grammes.

L'urine est retirée avec la sonde. Mais on ne trouve plus d'albumine, on ne trouve pas de pigment biliaire. L'urine d'ailleurs est peu colorée.

On n'a pu retirer que 500 grammes d'urine et l'on trouve 25 grammes d'urée par litre.

Le 29 au soir. Même état toute la journée et le soir. Le coma persiste sans convulsions. La jaunisse est encore plus étendue avec des taches purpuriques nouvelles. Le ventre reste globuleux, aucun battement fœtal n'est perceptible.

Urine retirée de la vessie : 50 grammes. Urine peu colorée.

Dans la nuit du 29 au 30, après un ou deux cris, expulse spontanément le fœtus au milieu d'une petite quantité de sang. La malade restant toujours sans parole et dans le même état comateux. La fille de salle trouve de suite le fœtus couché entre les cuisses de la mère.

L'interne de garde appelé veut faire la délivrance, mais le cordon se casse entre ses doigts. Hémorrhagie consécutive peu considérable.

Le 30 au matin. On cherche à extraire le placenta, la main pénètre bien à travers le col ; mais il est impossible de le décoller. Jaunisse un peu moins forte. Même état de coma. Il y a toujours absence de matière colorante de l'urine et pas traces d'albumine.

On remarque une eschare au sacrum ou plutôt une phlyctène qui semble devoir devenir le point de départ d'une mortification.

Le 30 soir. Même état de torpeur, n'a pas encore prononcé une parole. Le ventre est bien diminué et peu douloureux. L'utérus reste toujours occupé par le placenta.

La malade semble sortir un peu de sa prostration et ne peut encore répondre que par signes de tête et cris plaintifs. Elle ouvre les yeux, regarde, mais ne semble reconnaître qui lui parle (mère, mari, fille de salle).

Quelques phlyctènes, comme à la suite de brûlures à l'extrémité des doigts.

Le 31 au matin. Un peu moins de jaunisse semble sortir de son coma encore plus que la veille. Elle ne parle toujours pas. La sensibilité est encore obtuse.

Le 30 soir. Même état.

1er février. Déjaunie presque complètement, elle est couleur de cire. Même état de torpeur, toutefois le coma est diminué. Elle crie maintenant quand on la pince, ne parle toujours pas. Il y a un peu de fièvre et de chaleur à la peau.

A 11 heures du matin. La respiration est un peu gênée, on recommence les tentatives d'extraction de placenta qui avaient été tentées la veille sans succès. Cette fois elles réussissent et il n'y a pas d'hémorrhagie. Tout est enlevé. Pendant cette délivrance, la malade semble être sortie de son coma et se plaint en gémissant de la douleur qu'on lui cause, toutefois ne parle toujours pas. Elle ne cesse d'avoir de la fièvre. La respiration, avant comme après l'avortement, est embarrassée. La peau est chaude, blanche comme de la cire. Elle a comme température 39°.

Les sclérotiques restent jaunes.

Cette malade meurt à trois heures de l'après-midi, sans agitation. S'est éteinte doucement avec le râle trachéal. L'oppression et la gène respiratoire ont augmenté jusqu'au dernier moment. N'a pas parlé avant de mourir.

Autopsie. — Rien au petit bassin, aucune trace de péritonite. Ni pus, ni phlébite dans les sinus.

Rien au cerveau. Les poumons sont congestionnés, œdémateux. Pas de pneumonie.

Rien au cœur.

Le foie déborde les fausses côtes, il est gros et pèse 1,864 grammes, il est brun jaunâtre et, à la coupe, il est de couleur roux peu foncé tirant sur la coloration du foie gras des phthisiques. Très-friable et un peu mou. La vésicule est remplie d'une bile épaisse noire, ayant la consistance de la gelée de groseille. Pas de calculs, le canal cholédoque est normal, sans dilatation ni ampoule.

Les bords du lobe droit sont un peu durs, on dirait d'un tissu cirrhotique.

Reins. Le rein droit est plus gros que le gauche. La substance corticale peut être un peu dégénérée en graisse. Pas d'abcès ni de teinte ictérique, aucun aspect congestionné.

Le sang provenant de la saignée faite le lundi matin, lendemain de son entrée, fut examiné par M. Descout, préparateur de M. Brouardel, et l'analyse faite avec 36 grammes de sérum couleur jaune verdâtre, a donné les résultats suivants :

Eau	85 g.	660 °/o.
Albumine, Sérine — desséchées à 100°	12	123 °/o.
Matières grasses et cholestérine	0	665 °/o.
Urée	0	221 °/o.
Sels solubles, chlorures, etc.	1	330 °/o.
Sels insolubles	0	090 °/o.

Il y a de plus des traces de matière colorante de la bile.

L'urine examinée à l'entrée a donné des précipités abondants d'albumine. Le pigment biliaire n'a pu être retrouvé en dépit de la jaunisse des téguments. L'albumine a disparu dès le lendemain de son entrée. L'urée s'est trouvée en quantité moindre qu'à l'état normal et s'est trouvée en excès dans le sang.

L'*examen microscopique* fait au laboratoire de M. Charcot par son préparateur M. Gombaud, nous a révélé l'atrophie partielle du foie et la destruction de bon nombre de cellules hépatiques.

Quant aux reins, ils sont peu altérés, un ou deux glomérules paraissent altérés ; mais les épithéliums des tubes sont sains et non graisseux.

Que signifie ce cas ? Peut-on le ranger au nombre des ictères graves ? Est-ce une éclamptique prise subitement d'ictère, avortant de ce fait et mourant en somme de son éclampsie en plein coma urémique ? Ce ne serait en tous les cas qu'une acholie compliquant une albuminurie gravidique et l'éclampsie qui en résulte. Ce fait est admis par M. Vulpian, qui préfère voir la coïncidence pure et simple des deux maladies qu'un ictère grave à forme urémique.

Le fait nous a paru très-curieux à étudier et à exposer dans cette thèse à côté des ictères graves de la grossesse; il rentre aussi dans le cadre des cas de Virchow, qui dit: On a vu quelquefois l'acholie se compliquer d'urémie. Enfin, ne peut-on pas admettre que cette femme a eu un ictère survenu au moment d'une congestion intense des reins (albumine à flots du premier jour), qu'elle a avorté puis, qu'elle est morte des accidents nerveux de l'ictère grave, caractérisé par les pétéchies et les convulsions et le coma final.

OBSERVATIONS.

Nous devons cette observation à l'obligeance de notre ami le Dr Albert Robin, interne du service de M. le professeur Gubler où cette observation a été recueillie. (Hôpital Beaujon.)

La nommée Madeleine, âgée de 32 ans, couchée au n° 1 de la salle Marthe.

Entrée le 18 mars 1874. — Morte le 21 mars. — Autopsie le 23.

Fille sans profession et de mœurs faciles, robuste et de constitution saine, a toujours été bien portante. Comme elle avait quitté son mari et qu'elle était devenue enceinte, elle se fit avorter il y a 18 mois; elle fut soignée à cette époque, salle Sainte-Marthe, pour une hémorrhagie consécutive. Tempérament nerveux très-irritable, coléreuse. La nuit du Mardi-Gras, s'est fatiguée fortement par suite d'excès de tous genres. Le lendemain, mercredi des Cendres, son amant la quitta; elle eut une syncope, fut prise d'attaques de nerfs et, pendant trois semaines, s'en fut répétant partout qu'elle allait mourir de chagrin; en tous cas, pleurait sans cesse. Comme elle se sentait enceinte, et que depuis deux mois ses règles n'avaient paru, elle fit une nouvelle tentative d'avortement. Il est impossible de savoir laquelle; cependant, une nouvelle métrorrhagie survint quelques jours avant son entrée à l'hôpital et, la veille même, les pertes continuant, elle eut encore une scène très-violente.

18 mars. Elle entre à l'hôpital le 18 mars pour des pertes abondantes. Femme grande, mince, bien musclée, très-brune.

A la visite du soir, nous la trouvons dans l'état suivant : Agitation considérable, répond impatiemment aux questions qu'on lui pose. Se plaint de douleurs extrêmement vives et pousse des gémissements. Elle ne peut toutefois préciser le siége de ses douleurs. Elle indique successivement les jambes, les cuisses, les reins, le ventre, la tête ; mais le ventre et la région lombaire paraissent plus douloureux à la pression. Céphalalgie intense. Constipation. Pas d'appétit. Langue blanche, sale. Râles sibilants dans la poitrine, tousse un peu.

Peau chaude, pouls assez fort et fréquent, en un mot, fièvre, mais peu intense.

Elle perd du sang par le vagin et n'avoue pas ses tentatives d'avortement. Les pertes sont abondantes avec des caillots poussés par des douleurs expultrices. Au toucher, le col est entr'ouvert, le corps utérin est globuleux, plus volumineux qu'à l'état normal.

Pendant la nuit, agitation extrême (injection de morphine).

Le 19. Se plaint d'un sentiment de constriction à l'épigastre ; l'agitation est extrême. Fièvre, inappétence. Douleurs dans les genoux ; un peu de liquide dans le genou droit. La métrorrhagie continue. Quelques nausées.

Albumine dans l'urine.

Le 21 au matin. Epistaxis, hémoptysie. Ictère intense, un peu d'incohérence dans la journée, accès étrange ; la malade est prise de mouvements convulsifs, se jette hors de son lit, les yeux sont fixes. Le corps est un peu roidi. Pouls insensible. Toutefois, le facies ne paraît point altéré. On a peine à croire à une affection grave. Elle retombe le plus souvent dans la somnolence. Nouvel accès convulsif le soir. Mort dans la nuit.

Autopsie le 23. — Le *foie* est d'une couleur jaune-havane, uniforme, de consistance molle, analogue à celle du mastic frais. A la coupe, il n'y a plus traces de lobules, tellement il s'écrase sous le couteau. Sa couleur est gomme-gutte sur les coupes. Le couteau paraît gras. Le foie est aussi aplati et affaissé. La vésicule biliaire est distendue par une bile noire chargée de grumaux. Pas d'oblitération des canaux excréteurs de la bile. P. 1,470.

La *rate* est considérablement augmentée de volume, pèse 400 gr.

Les *reins* sont extrêmement mous. La substance corticale montre une très-grande quantité de vaisseaux qui tranchent sur le fond jaune rougeâtre. La dégénérescence graisseuse paraît très-probable. Dans une certaine portion du rein gauche, le tissu est extrêmement ramolli et de couleur violacée, cette portion s'écrase en pulpe sous le doigt et semble avoir été le siége d'une hémorrhagie interstitielle.

Poumons fortement congestionnés avec exsudats pleurétiques de la plèvre gauche.

Rien de spécial ni au *cœur*, ni dans les *vaisseaux*, sinon une grosse plaque d'athérome à la naissance de l'aorte ascendante.

Cerveau et *cervelet*, rien.

Rien non plus dans l'*intestin*.

Ce qui frappe dans cette observation c'est l'absence de maladie puerpêrale ou tout au moins d'accidents survenant d'ordinaire après les fausses couches. Il y a un état général douloureux des pertes. Puis, une albuminurie notable. Dans cet état survient un ictère. Les accidents hémorrhagiques, délirants, convulsifs, comateux surviennent et avec eux la mort.

Hôpital militaire de Lyon (Ictère grave).

Ictère grave. — Mort le 3e jour après 19 heures de convulsions tétaniques. — Atrophie graisseuse du foie. — Dégénérescence graisseuse des reins (par le Dr Morand, médecin-major de 1re classe).

M..., soldat au 92e de ligne, entre à l'hôpital le 26 août 1872 après la contre-visite du soir, le 27. A la visite du matin, le malade présente l'état suivant :

Malaise général, soif vive. Céphalalgie. Inappétence. Constipation. Insomnie. Vertiges dans la station debout. Langue large, humide, rouge à la pointe et sur les bords, recouverte à la base d'un enduit jaunâtre. Teinte ictérique modérée de la face et de la moitié supérieure du corps. Pouls à 80. Point de modifications appréciables dans la matité de la région hépatique. Celle-ci n'est douloureuse ni à la palpation ni à la percussion. Ni douleur ni gargouillement dans les fosses iliaques. Point de taches rosées ou de sudamina.

Le malade est un homme de 22 ans, vigoureux, habituellement bien portant, il fait remonter seulement à 10 jours le début de son malaise et qu'on a diagnostiqué : fièvre muqueuse à son régiment. Ce malade répond très-nettement à nos questions, se plaint surtout de la céphalalgie et de courbatures. Il n'y a que deux jours, au reste, qu'il a cessé tout service. Les déclarations du malade, le diagnostic du médecin qui l'avait soigné au début, joints à l'ensemble des phénomènes, me portaient à croire à l'existence d'un de ces embarras gastriques avec catarrhe des voies biliaires.

Le soir, point d'aggravation sensible, la température axillaire qui, le matin, 38°2, n'était en ce moment, 3 heures de l'après-midi, qu'à 38°6, et le pouls ne dépassait pas 90 pulsations à la minute.

Le 28. Nuit passable, le malade a même dormi quelques instants. T. 38°. P. 85. Il semble cependant que l'ictère soit plus marqué, ce qui me détermine à examiner les urines qui sont chargées de pigment biliaire sans traces aucune d'albumine.

Soir. T. 39. Pouls 100.

Le 29. Le matin, le malade est pris de sanglots. Couché sur le côté gauche, les membres repliés dans la flexion forcée, le malheureux est en proie à une contracture généralisée (emprosthotonos). A chaque instant, cris et sanglots dès le moindre attouchement. Impossible de placer un thermomètre.

Il y a du trismus et la respiration est suspirieuse, les pupilles sont dilatées. Pouls innombrable. L'ictère plus foncé s'est étendu à tout le corps.

Soir. Selles noirâtres. Le malade est couché sur le dos la tête enfoncée dans le traversin et le second point d'appui est au sacrum. On dirait,pour le tronc, du moins, un arc à concavité inférieure. A part les doigts contracturés, les membres sont dans l'extension forcée, d'où ils ne sortent que pour se livrer à de courts tremblements.

Perte absolue de connaissance et anurie complète.

Vers neuf heures du soir, vomissement noir qui n'a pu être conservé et mort presque immédiatement après.

Autopsie. — 26 heures après la mort.

Poumons. — Rien.

Reins. — Ils sont hyperémiés et augmentés de volume. Il s'écoule beaucoup de sang à leur coupe et la capsule d'enveloppe se détache facilement ; quatre ou cinq ecchymoses se montrent à la surface la plus grande de ces suffusions sanguines, qui occupe la partie moyenne du bord convexe, ne dépasse pas les dimensions d'une pièce de 1 franc. Une particularité à noter, c'est la teinte ictérique de la muqueuse et des bassinets.

Rate. — Dimension normale et aucune altération.

Foie. — Il offre un aplatissement manifeste. A part cette atrophie en épaisseur, l'organe a des dimensions normales et son enveloppe n'est pas plissée. Poids : 1150 grammes au lieu de 14 à 1600 grammes, poids normal. Teinte générale gris noirâtre. Sur les coupes on distingue des espaces vaguement circulaires ou une nuance jaunâtre perce sous la coloration générale qui semble le résultat d'une congestion récente.

Le lobe gauche est onctueux, gluant au toucher, et les fragments se collent au vase où on les projette.

La consistance du parenchyme dans son ensemble n'est pas très-sensiblement modifiée, on ne voit pas de gouttelettes de graisse rester au couteau. A l'œil nu, il est difficile de dire si l'organe est en état de dégénérescence avancée. A la surface de l'organe et dans les coupes, on remarque un semis de petites taches rouges, circulaires, à circonférence dentelée de la dimension d'une pièce de 0,20 centimes et qui proviennent sans doute d'extravasation sanguine formée autour des veines intra-lobulaires.

La vésicule contient une bile noirâtre et visqueuse chargée de mucus et de débris épithéliaux.

Estomac. — Trois ou quatre ecchymoses sur la muqueuse qui semble ramollie.

Intestin. — Muqueuse grisâtre parsemée d'ecchymoses ovalaires de la dimension d'une pièce de 1 franc, plus nombreuses sur le côlon où l'on en pourrait compter une quinzaine.

Vessie. — Un demi-verre d'urine dans la vessie dont l'analyse n'a pas été faite, parce que, comme on sait, les urines des cadavres sont toujours albumineuses.

Centres nerveux. — Les méninges crâniennes sauf quelques vaisseaux gorgés de sang ne montrent aucune altération. Pas la moindre rougeur diffuse. Pas de tubercules. Le cerveau offre des circonvolutions visiblement aplaties. Il est ramolli et se déforme spontanément quand il est posé sur un plan dur. Point de piqueté sur les coupes L'imbibition est superficielle. Point de sérosité ni dans les ventricules ni dans l'arachnoïde.

Cervelet exsangue et ramolli.

Bulbe intact.

Moelle intacte, sauf quelques points de ramollissement de 0,02 centimètres à la partie moyenne du renflement cervical.

Quant aux méninges spinales, elles sont complètement saines et tintées en jaune par l'ictère.

Examen microscopique des pièces après macération, pendant 35 jours, dans une solution faible d'acide chromique.

Des coupes que nous avions faites sur les pièces fraîches, malgré l'état de celles-ci, nous avaient fait reconnaître un état gras avancé du foie et des reins. C'est au point que l'idée nous était venue que nous pouvions avoir affaire à un empoisonnement par le phosphore (mais à l'analyse chimique, rien dans ce sens n'a pu être découvert).

Pièces durcies : Foie. — Il est très-mal durci, malgré son séjour prolongé dans l'acide chromique. Sur les nombreuses coupes, on remarque qu'un grand nombre de cellules du foie ont disparu. Celles qui persistent sont la plupart petites, atrophiées, granuleuses ou graisseuses; quelques-unes sont volumineuses et distendues par des globules graisseux. En dehors des cellules, la graisse se montre sous forme de taches en grand nombre et de toutes dimensions. Quelques dépôts pigmentaires, point de traces de prolifération conjonctive ; les vaisseaux sanguins, les canaux biliaires et la forme des lobules sont impossibles à distinguer.

Reins. Infiltration de grosses gouttes de graisse dans l'épithélium de tous les tubes urinifères, tant droits et en anse que contournés, les glomérules de Malpighi sont à peu près intacts. Sur quelques-uns cependant, on distingue quelques granulations graisseuses et quelques débris épithéliaux de la capsule de Bowmann. Pas de trace de prolifération interlobulaire.

Rien dans le tissu musculaire du muscle grand droit de l'abdomen, ni dans le muscle cardiaque.

Ici encore comme dans bon nombre de cas, il y avait absence d'albuminurie. Les reins étaient néanmoins dégénérés en graisse.

A quoi est due cette forme tétanique ? Il est certain que nous ne pouvons répondre.

Notons seulement la concomitance des deux lésions au foie et aux reins, l'absence de lésions dans les centres nerveux.

Pouvons-nous conclure à une urémie avec prédominance des convulsions toniques ? Tout peut le faire supposer, mais rien ne l'affirme.

Nous devons cette observation à l'obligeance de M. Charcot.

Gervais (Louis), copiste, âgé de 27 ans, entre à l'hôpital Saint-Louis, le 30 mars 1860, service de M. Bazin, pour un embarras gastrique avec ictère, remontant à quinze jours.

Le lendemain il est pris tout à coup d'agitation extrême, de délire presque furieux, auquel succéda la prostration puis le coma.

Le malade succomba vingt heures après son admission à l'hôpital.

Autopsie. — Faite quarante heures après la mort.

Habitude extérieure. La teinte ictérique est très-peu prononcée. Les conjonctives seules offrent une coloration très-jaune. Quelques taches de purpura se voient sur les deux bras, mais elles sont plus larges et plus abondantes à la partie postérieure du tronc.

Crâne. Rien d'anormal.

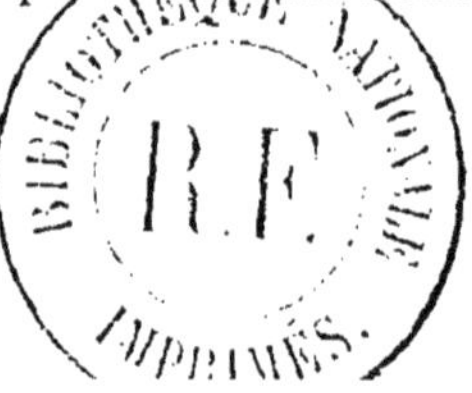

Thorax. Les deux plèvres sont intactes, les poumons un peu congestionnés. Plusieurs taches ecchymotiques dans le tissu cellulaire du médiastin antérieur, surtout près de la face externe du péricarde. Dans l'intérieur de celui-ci se trouve une cuillerée environ d'une sérosité verdâtre. A la face postérieure du cœur, petites plaques hémorrhagiques sous-séreuses.

Cœur de volume normal et ne contenant pas de caillots.

Abdomen Dans le péritoine, un verre d'une sérosité plus verdâtre que dans le péricarde. Nombreuses taches ecchymotiques sous-péritonéales plus abondantes au niveau de la fosse iliaque gauche.

Foie. Le foie n'a subi aucun changement notable dans sa forme, seulement le lobe gauche est converti en une languette mince.

En mesurant les principales dimensions on obtient :

Pour la dimension	transversale..................	27	centimètres.
—	antéro-postérieure...........	14	—
—	verticale....................	5	—

Les deux premières s'éloignent peu de la moyenne indiquée par M. Sappey, mais la diminution porte sur la dernière.

Le poids est de 800 grammes.

La consistance n'a pas sensiblement changé. La capsule se ride quand on pose le foie sur sa face inférieure.

La coloration n'est pas uniforme ; d'un rouge brun foncé sur la face supérieure du lobe droit, elle est ardoisée sur la face inférieure du même lobe. Sur le lobe gauche, au contraire, elle présente une coloration jaune de diverses nuances. Quelques plaques ont une teinte jaune-citron; teinte qui se trouve, sur l'éminence porte-antérieure au plus haut degré. Les coupes donnent toutes les colorations de la surface, moins l'aspect ardoisé.

Les canaux biliaires sont parfaitement libres. La vésicule est flasque, de couleur bleuâtre extérieurement. La quantité de bile qu'elle renferme peut être estimée à deux cuillerées à café. La bile est épaisse. En l'examinant au microscope, on y aperçoit des cellules épithéliales altérées.

En soumettant au même examen les parties du foie offrant une coloration d'un rouge brun, on constate une quantité extrêmement considérable de gouttelettes graisseuses, les unes très-volumineuses, les autres beaucoup plus petites. Elles constituent presque tout ce qui se voit sous le champ du microscope. Le tissu du foie est transformé en une masse fibroïde dont les éléments ne peuvent être déterminés d'une manière précise. On ne distingue que quelques rares cellules hépatiques et des corpuscules mal accusés qui paraissent des fragments de cellules détruites.

Dans la partie jaune-citron, se voient en immense quantité d'énormes gouttelettes huileuses mêlées à d'autres plus petites. Çà et là des cellules hépatiques reconnaissables à leur enveloppe teinte en jaune et contenant un très-grand nombre de gouttelettes huileuses. Bon nombre de cellules sont réunies par groupe ; très-probablement c'est la juxtaposition de ces cellules qui est la cause particulière de la coloration observée dans la partie qu'on examine.

La Rate est augmentée de volume, mais non ramollie.

Les Reins ont leur volume et leur consistance ordinaires. La capsule se sépare facilement. Extérieurement, les reins présentent un aspect jaunâtre qu'on retrouve dans toute la substance corticale. Après l'incision, dans le suc qu'on obtient par pression, on constate au microscope, la présence d'innombrables gouttelettes huileuses, de telle sorte que la préparation offre le même aspect que le foie. Les cellules des tubuli sont pleines de granulations et de gouttelettes huileuses.

La Vessie n'offre aucune trace d'ecchymose intérieurement. L'*urine* traitée par la chaleur et l'acide nitrique, ne fournit aucun précipité.

L'estomac renferme un demi-verre de sang noir assez épais. La muqueuse n'est pas sensiblement ramollie, elle est parsemée de taches hémorrhagiques. Ces dernières se rencontrent également dans le duodénum.

Ici encore les reins devenus malades semblent avoir précipité le cours de la maladie vers son issue fatale ; alors même qu'il y avait apparence que l'ictère était simplement catarrhal.

OBSERVATION DE M. VALLIN, agrégé du Val-de-Grâce.

Gaugin, 39 ans, cavalier de remonte, est entré le 24 mars 1867 dans le service de M. Godelier, au Val-de-Grâce.

Le 10 mars environ, il fit un violent effort en voulant maintenir un cheval effrayé qu'il conduisait en laisse, il ne fut ni renversé ni frappé, mais ressentit une vive douleur dans les lombes ; le lendemain, il avait un lumbago, de la courbature fébrile. Il resta quelques jours malade la chambre avec unefièvre et courbature violentes, puis l'apparition de l'ictère, des épistaxis et de l'hématémèse.obligea le médecin qui le soignait à le faire transporter au Val-de-Grâce.

Une heure après son entrée on constate l'état suivant : teinte ictérique très-prononcée, aspect typhoïque ; le malade a conservé son intelligence, et il donne les renseignements qu'on lui demande, mais il est dans un état de prostration remarquable. Matité hépatique normale, aucune douleur à la pression de l'hypochondre, hématémèse et épistaxis abondantes, qui se sont répétées plusieurs fois depuis hier et continuent actuellement ; pétéchies nombreuses sur la peau des membres et de l'abdomen, pouls très-faible, assez lent et tellement irrégulier qu'on peut à peine le compter. Potions avec perchlorure de fer, vingt gouttes.

Toute l'urine rendue du 24, 10 heures du matin, au 25, 8 heures du matin, ne s'élève qu'à 145 grammes ; elle est foncée, trouble, par le dépôt d'urate que la chaleur dissout ; elle ne contient qu'une quantité médiocre d'albumine, coagulable par la chaleur. La réaction par l'alcool et l'acide nitrique ne donne qu'une zone vert clair, peu épaisse, qui apparaît lentement et reste parfaitement limitée à la couche moyenne, l'urine contient des cylindres graisseux et hyalins, et des débris épithéliaux divers. On n'y trouve ni globules de sang, ni aucune substance anormale ; elle ne réduit pas la liqueur cupropotassique.

Le 25, l'état est à peu près stationnaire ; le perchlorure semble avoir arrêté les hémorrhagies, l'ictère est plus foncée, la prostration plus grande ; le malade, cependant répond assez bien aux questions qu'on lui adresse ; le pouls est très-faible, tellement irrégulier qu'on ne peut le compter, même approximativement.

Matité et sensibilité normales à la région du foie. Dans la journée survient un délire vague, le malade a le sentiment de sa fin prochaine ; le soir, le délire est très-violent, il y a des convulsions éclamptiques, et la camisole est nécessaire ; à cette agitation succède un affaissement complet, et la mort a lieu le 26 à 2 heures du matin.

Le malade n'avait pas uriné depuis huit heures du matin, quelques heures après sa mort je recueillis, avec une sonde, toute l'urine contenue dans la vessie montant à 250 grammes. Elle ne différait pas sensiblement de celle de la veille ; un peu d'albumine et de pigments biliaires, nombreuses dépouilles épithéliales, point de leucine ni de tyrosine ; en outre, une grande quantité de spermatozoïdes expulsés pendant l'agonie, phénomène dont Casper a montré la fréquence Le chiffre trouvé dans l'analyse de l'urée, par l'appareil de Millon correspond à 14 gr. 48 d'urée par litre ; l'urine de la veille, analysée de la même façon, donnait 15 gr. d'urée par 1,000 ; débarrassée des matières organiques par l'acétate de plomb, évaporée, digérée par l'alcool, elle ne donne aucune trace de leucine ni de tyrosine.

Pour la recherche des acides biliaires, l'urine est traitée par le lait de chaux et l'acide chlorhydrique, suivant le procédé de Hoppe et de Kühne ; la manipulation longue et délicate ne fournit aucun résidu qui donne la réaction de Pettenkofer.

Le sang, examiné pendant la vie et après la mort, présente l'aspect et la proportion normale des globules rouges et blancs ; pas de bactéries, aucune cristallisation normale dans le sérum évaporé.

Taille 1^{m},69 ; poids du cadavre, 85 à 90 kilog. Congestion sanguine très-considérable des poumons, les deux lobes inférieurs ont l'aspect et la consistance d'une rate hyperémiée, ecchymoses pleurales. Caillots jaunes, stratifiés, fibroïdes, fortement adhérents aux parois des ventricules, se prolongeant dans l'origine seulement des gros vaisseaux. Ces caillots ont dû se former pendant la vie, et expliquent l'irrégularité et la faiblesse du pouls. Voies biliaires tout à fait libres, on ouvre le duodénum, et sans déplacer les parties, on fait couler la bile par l'orifice cholédoque en pressant légèrement sur la vésicule. Celle-ci contient 45 grammes de bile très-foncée, presque noire, ne présentant, cependant, aucune trace de globules sanguins altérés.

Le foie est volumineux, il pèse 2,080 grammes, la consistance et sa coloration sont normales, il n'est nullement ictérique, il a une teinte jaune clair, avec pointillé interlobulaire plus foncé.

Les reins, pesant chacun 210 grammes environ, sont volumineux, mollasses, se laissant facilement déchirer pendant la décortication; leur surface extérieure est pâle avec striations rougeâtres et injections des étoiles de Verheyen, La substance corticale est jaunâtre, striée de rouge, elle empiète sur les mamelons de la substance médullaire.

L'intestin, ecchymosé par places, contient une matière noire verdâtre, formée de globules sanguins très-altérés et de détritus épithéliaux fortement colorés par la bile.

Examen microscopique du foie. — Les cellules hépatiques ont partout leur intégrité parfaite, elles sont médiocrement pigmentées, et il est très-commun de rencontrer des foies tout à fait sains dont les cellules contiennent une plus grande quantité de globules graisseux ; aucune prolifération anormale des noyaux de ces cellules.

Le tissu connectif du réseau capillaire est normal, c'est-à-dire à peine appréciable ; les vaisseaux sont sains : en un mot, il n'y a aucune altération sensible de l'organe. Des coupes ont été faites dans un grand nombre de points avec le désir et l'espoir de trouver des lésions attendues, sans aucun résultat.

Les reins présentent les premiers degrés de la néphrite catarrhale ou parenchymateuse. Un grand nombre de tubes contournés sont remplis de cellules volumineuses, à contenu trouble et granuleux. L'addition d'une petite quantité d'acide acétique, fait pâlir ou disparaître certaines granulations, sans doute protéiques et rend plus apparents les globules graisseux qui masquent les noyaux. Un certain nombre de tubes sont intacts, les tubes droits sont moins altérés. Les glomérules de Malpighi sont injectés, mais leurs capillaires sont sains; il en est de même du réseau capillaire en général et du tissu connectif.

La rate pèse 200 grammes, elle est anormale. Le cœur est surchargé de graisse, mais le muscle est intact.

Cette observation de M. Vallin est très-intéressante. Elle démontre que la maladie du foie, atrophie jaune aiguë n'est pas indispensable. Mais alors pourquoi l'ictère est-il grave?

Les reins seuls sont malades et semblent, par leur albuminurie constatée pendant la vie, porter avec eux et le diagnostic de la forme rénale et le pronostic des accidents urémiques que la mort vient terminer par le coma final.

Cette observation est une des plus probantes que nous ayons pour asseoir la théorie rénale de l'ictère grave sur les bases chimiques, physiologiques et anatomo-pathologiques. Car il est à remarquer ici qu'aucune recherche n'a manqué. L'urée avait diminué. La leucine et la tyrosine ne se montraient pas, il est vrai, mais l'albumine suffisait pour attester la lésion du rein.

Ici encore, ictère simple au début devenant grave presque subitement.

Observation de E. Fritz. *Gaz. des hôp.*, 1863, n° 21 et 23. — *Note sur un cas d'ictère grave.*

A. L..., 28 ans, passementière, a éprouvé de fréquents chagrins. L'ictère débute au sortir d'un bain en mars.

8 mai. En allant à la consultation, eut un vertige.

Entre le 11. Pouls à 110. Ventre douloureux. Coma complet. Foie 0,07 centimètres. Langue humide, peau chaude. Gencives saignantes.

Meurt le 13, dans le coma qui a été accompagné de délire et de grande agitation. La fièvre a été de moyenne intensité pendant son séjour, et la malade n'a pas eu d'hémorrhagie.

Autopsie. — *Foie.* — Atrophie jaune aiguë.

Reins. — L'enveloppe celluleuse contient un grand nombre de petites ecchymoses. Ces organes de forme et de dimensions normales, ont dans leur substance corticale, une couleur jaune très-analogue à celle du foie. La substance tubulaire est rouge violet mélangé de jaune. L'hyperémie est nulle.

Examinés au microscope, les reins présentent le passage à l'état de masse granuleuse amorphe de l'épithélium des tubes de la substance corticale.

L'albumine n'a pas été spéciement recherchée.

M. Fritz fait suivre ce cas de réflexions justes pouvant servir à l'édification de notre théorie.

« En deuxième lieu, dit M. Fritz, on comprend que l'élimination accidentelle d'une partie même d'une pareille masse de produits excrémentitiels puisse provoquer dans l'organe qui en est chargé des altérations rapides de fonction et de structure. Or, il est certain que cette tâche est dévolue, au moins en majeure partie, aux reins. Aussi serais-je assez disposé à accepter sur ce point la théorie de Frerichs et à regarder l'altération rénale comme consécutive à l'affection du foie. Au reste, parmi les faits que je connais, il n'en est aucun qui soit contraire à cette manière de voir.

Cette subordination me paraît jusqu'à un certain point autorisée, dans l'observation qui nous occupe, par cette circonstance que l'épithélium rénal était à une phase moins avancée d'altération que les cellules hépatiques, et que les reins n'étaient pas atrophiés, tandis que le foie l'était. La lésion paraissait donc être moins grave et plus récente dans le rein. On se trouve ainsi amené à ne pas accepter l'opinion qui fait des lésions du foie et du rein des lésions analogues, simultanées, dues à l'action d'une cause générale identique.

Quel que soit d'ailleurs le mode de production de la lésion rénale, il est évident qu'elle est incompatible avec un fonctionnement régulier de l'organe, et l'on comprend que Frerichs ait fait jouer à cet élément un rôle important dans la théorie de l'atrophie jaune aiguë.

Et ici M. Fritz reconnaît qu'on ne doit donner le nom d'ictère grave qu'à tout ce qui est caractérisé par des lésions hépatiques. L'ictère grave, dit-il, est l'expression phénoménale d'une altération encore mal connue du sang et due à la suppression de l'activité résistante du foie.

On oppose à cette opinion deux objections capitales :

1° On dit que cette théorie est incompatible avec l'appaition des accidents brusques ;

2° Qu'on a trouvé souvent le foie normal.

La première objection est réfutable par ces faits, c'est que les intoxications lentes procèdent comme l'ictère grave. Le plomb séjourne longtemps avant l'explosion des accidents graves. Encéphalopathie, accidents épileptiformes, etc. L'urée est également sécrétée en bien moins grande quantité, pendant longtemps les reins étant déjà malades, puis brusquement surviennent des accidents graves.

N'admet-on pas qu'il y a une certaine dose de poison variable suivant les individus, suivant la marche de la maladie au delà de laquelle l'économie cesse de résister tacitement et se met tout à coup en révolte ouverte ? Pourquoi n'en serait-il pas de même dans la cholétoxémie.

Affaire de doses, dit M. Fritz, disent encore les physiologistes qui ont fait des injections pour édifier la théorie cholétoxémique. Nous dirons comme eux, affaire de doses, et nous ajouterons affaire d'intégrité de la fonction rénale.

Ce qu'il y a de clair dans cette observation, c'est qu'une femme souffrant depuis longtemps d'un ictère, tombe tout à coup au bout de cinq semaines dans cet état urémique où les reins jouent le rôle principal. Dès qu'ils ont été malades, la maladie a pris une marche rapide, spéciale et il paraît évident ici, que les reins ont été altérés secondairement.

Frerichs rapporte un cas d'ictère grave, de ce qu'il appelle hépatitis diffusa, Icterus gravis, à son article Atrophie jaune aiguë, où les reins étaient fortement altérés.

Observation XXIII.

Habitudes d'ivrognerie et de débauche. — Troubles persistants de la digestion; ictère, hypertrophie du foie, somnolence, délire bruyant. — Coma. — Mort.

Sans aucune réaction fébrile, ce malade fut dans le coma depuis le jour de son entrée jusqu'au jour de sa mort, dont il ne sortit que pour délirer, s'agiter bruyamment et retomber ensuite dans un coma final.

Entré le 13, ou plutôt apporté à l'hôpital, il y mourait le lendemain 14 à midi (n'a pas eu d'albuminurie).

A l'autopsie, rien au cerveau, ni au cœur. Rate petite. Les reins, dépourvus de sang, sont un peu plus gros qu'à l'ordinaire. La substance corticale est d'un jaune gris, l'épithélium chargé de graisse.

Le foie est manifestement atrophié et gras.

L'urine contenait leucine et tyrosine, que l'on retrouva encore avec de l'urée dans le parenchyme des reins.

Ce cas n'est pas typique au point de vue de la théorie rénale. Il démontre toutefois que la leucine et la tyrosine existent en proportion d'autant plus forte que celle de l'urée va en s'amoindrissant, il est comme tant d'autres, confirmatif plutôt de la théorie de M. Brouardel.

Observation XXIV.

Douleurs à l'épigastre, vomissements, fièvre légère. — Tuméfaction du foie. — Rate normale. — Ictère. — Pétéchies. — Hématémèse. — Somnolence. — Mort (Pas d'albumine).

Autopsie. — Foie volumineux, chargé de graisse ictérique. Destruction des cellules glandulaires ; voies biliaires libres. Ecchymoses sous la plèvre et l'épicarde, rate petite. Reins chargés de graisse.

Observation XXV.

Symptômes d'un catarrhe gastrique aigu, fièvre vive, somnolence. — Coma. — Délire violent. — Point de tuméfaction de la rate. — Tyrosine et créatine dans l'urine. — Mort.

Autopsie. — Ramollissement du foie, destruction des cellules glandulaires et atrophie commençante ; reins mous et ayant subi la dégénérescence graisseuse; rate d'un volume normal, mais gorgée de sang.

Au chapitre *Acholie.*

Observvption XXXI

Ictère durant depuis quatorze jours, somnolence, vomissements. — Explosion soudaine d'un délire violent. — Mort.

Autopsie. — Foie graisseux à un haut degré. Rate tuméfiée (Pas d'albumine, réaction bilaire nulle.) L'état des reins n'est pas mentionné.

Nous pourrions multiplier ces observations, nous préférons nous borner et renvoyer à l'index bibliographique.

Essai critique de symptomatologie dans l'ictère grave.

Notre intention n'est pas de décrire ici toute la symptomatologie spéciale à l'ictère grave. Nous désirons seulement, poursuivant notre idée, essayer de démontrer que dans beaucoup de cas, plus fréquents qu'on ne le pense, le rein altéré peut introduire dans le syndrome ictère grave des éléments nouveaux et qui lui sont propres.

Nous laisserons de côté les phénomènes typhoïdes et hémorrhagiques, pour ne nous occuper que de ce qui a trait aux accidents nerveux, aux accidents urémiques, éclamptiques qui enlèvent le patient déjà pris de fièvre et fortement atteint, du fait de son hépatite.

Le sujet ne laisse pas que d'être un peu difficile. Nous trouvons néanmoins le courage de l'entreprendre suivant l'opinion de certains auteurs qui, bien avant nous, ont émis l'hypothèse de l'urémie.

Virchow (t. VIII, p. 363), dit en propres termes : « Très-communément à côté de l'affection du foie, se développe une maladie des reins, et il n'est pas rare de voir que l'urémie complique l'acholie. »

Vitthla, déjà cité au paragraphe des théories de l'ictère grave, va même jusqu'à penser qu'il y a une urémie hépatique en s'appuyant sur les conclusions de Murchison, que le foie est comme le rein un organe affecté à la désassimilation, et que s'il est altéré, la désassimilation se faisant mal, l'urée n'est plus éliminable par les reins, d'autres principes d'ordre inférieur sont seuls éliminés, mais l'urée reste dans le sang d'où l'intoxication urémique survenant chez des cirrhotiques ascitiques et mourant subitement de convulsion, comme en ont pu voir MM. Brouardel et Béhier. (Commication orale de M. Brouardel.)

Frerichs, à qui nous n'avons cessé d'emprunter, s'est beaucoup occupé de la lésion anatomique et aussi de l'altération humorale. Il cherche, à l'aide des organes malades, ce que peut devenir dans ces conditions la transformation des matières albuminoïdes, et il dit, à propos des accidents nerveux, que nous aurions tendance à assimiler à ceux de l'urémie : « Les anomalies de l'innervation (p. 259, édit. 1866) sur lesquelles l'état du cerveau et de ses enveloppes, ne donne aucun éclaircissement, doivent, je le crois, être rapportées aux changements survenus dans la composition du sang (la bile est rejetée par lui comme cause productrice des troubles nerveux). Je cherche la cause de l'intoxication du sang dans la cessation de l'activité hépatique consécutive à la destruction des cellules et aussi dans les troubles qu'éprouve la sécrétion des reins. »

Il y a pour Frerichs, non-seulement suppression de l'action exercée par le foie sur les métamorphoses de la matière ; passage dans le sang des produits de la destruction glandulaire, outre la rétention dans le sang des principes destinés à la formation de la bile. Le foie fait le sucre, il fait vraisemblablement beaucoup d'urée, et chose remarquable, cette urée diminue, disparaît même de l'urine ; à sa place, on trouve la xanthine, l'acide urique, l'inosite, la leucine et la tyrosine. Est-ce donc que l'urée n'est plus formée, ou qu'elle est retenue au-dessus des reins qui ne peuvent plus la séparer ? « La quantité notable de cette substance existant dans le sang, prouve qu'en tous cas son élimination est empêchée. »

Le principe toxique, si ce n'est pas l'urée, est encore à rechercher : ce n'est ni la leucine ni la tyrosine qui expliquent par leur rétention la production des accidents nerveux. Injectés dans les veines des animaux, ces substances n'ont pas produit d'intoxication réelle. « On paraît être plus dans le vrai en accusant la rétention des éléments de l'urine, mais là dessus encore une réponse décisive ne pourra être donnée que par des recherches ultérieures. »

Nous avons essayé de répondre à ce désideratum de Frerichs, et nous concluons à l'urémie de cause rénale dans l'ictère grave.

Mais voyons d'abord quels sont les troubles nerveux observés généralement. Nous savons déjà, par les travaux de MM. Brouardel et Charcot, que l'urée disparaît de l'urine. Le foie n'en produit-il plus ? Cela semble démontré; mais même dans le cas où le foie malade en produirait ce principe ne serait-il pas retenu par le rein que nous avons trouvé presque toujours altéré ? Telle est la question.

Les troubles nerveux sont variés.

Ils n'ont presque jamais fait défaut dans les observations que l'on vient de lire ; ce sont même des symptômes presque aussi caractéristiques que les hémorrhagies de Monneret, et qui manquent rarement. Presque toujours ils procèdent de la même manière et leurs traits essentiels se retrouvent dans presque tous les cas; sauf un cas de tétanos très-net observé par M. Morand au Val-de-Grâce. (V. les observations.)

En général on peut les diviser en deux périodes : celle d'excitation et celle de dépression. La première est caractérisée par un délire bruyant avec paroles incoordonnées quelquefois le délire est furieux, s'accompagnant ou s'interrompant par une série de convulsions. La deuxième est remarquable par le coma qui termine la scène. Nous exceptons, bien entendu de cette forme, les cas où les lésions typhoïdes ont été vues, ainsi que les lésions des méninges et en particulier l'hémorrhagie méningée de Monneret.

Les troubles nerveux sont précédés d'une céphalalgie intense qu'accompagnent la tristesse et l'agitation. Bientôt après commence le délire ordinairement bruyant et furieux; quelquefois, mais c'est l'exception, ce délire est tranquille et ne se manifeste que par des propos décousus. « Les malades inquiets, dit Frerichs, s'agitent, se plaignent à haute voix et poussent de temps en temps un cri inarticulé; assez souvent ils tombent dans des paroxysmes maniaques. »

Les convulsions surviennent : tantôt elles consistent en tremblement musculaire très-étendu, occupant parfois même tout le système musculaire, comme dans l'épilepsie et souvent commencent par un cri aigu ; souvent aussi on voit des contractions des muscles de la face, du cou et des extrémités ; il y a du thrismus et de temps en temps des spasmes tétaniques.

Le délire et les convulsions font, ordinairement vers la fin de la maladie, place à une stupeur qui bientôt dégénère en un coma profond.

Les troubles nerveux paraissent d'habitude en même temps que la coloration ictérique de la peau, et ils attirent plus tôt l'attention de l'observateur que ne le fait la faible teinte jaune qui colore la conjonctive et les aîles du nez.

Parfois, et c'est là ce qu'il importe de bien connaître, es rapports sont changés, l'ictère persiste pendant 2, 5, 8, 14, 17 et même 21 jours, dit encore Frerichs, sans que les centres nerveux interviennent en rien ; mais tout à coup la scène change et un ensemble de symptômes, délire, convulsions, coma, etc., éclate.

Ce dernier fait est bien important, il porte en lui seul l'idée de notre théorie rénale, que nous ne pouvons pas appuyer sur un fait bien probant, tiré de notre observation personnelle; toutefois il ne manque pas de cas où un ictère bénin jusqu'alors pendant des semaines, soit devenu tout à coup grave. Souvent c'est le foie qui a été pris d'angiocholite suppurée dans les cas de lithiase biliaire (Charcot) avec des phénomènes de fièvre intermittente symptomatique (Charcot, Regnard) ; tantôt sans cette altération, le rein a pu tout à coup supprimer son action séparative par suite de l'infiltration de matière biliaire formant de véritables infarctus et déterminant une dégénérescence graisseuse, une néphrite parenchymateuse et dans ce cas les accidents urémiques se sont joints aux symptômes de l'ictère. C'est la l'ictère grave de forme rénale, que nous croyons actuellement démontré.

Toutefois l'urémie n'est pas complète, bien des signes lui manquent :

1° L'albuminurie,—mais ce signe n'est pas nécessaire; combien de néphrites interstitielles sans traces d'albumine et combien de dégénérescence graisseuse sans ce signe.

2° La température n'est pas abaissée comme dans le petit rein, cela est vrai; mais à côté de la lésion rénale qui n'est presque jamais le rein contracté, n'y a-t-il pas un foyer susceptible de donner de hautes températures? je veux dire le foie atteint d'hépatite souvent ou d'angiocholite, rarement, ce foie malade subissant les conséquences d'un état aigu, peut amener la fièvre chez un urémique, au même titre qu'une endocardite survenant tout à coup chez un brightique.

3° L'œdème manque souvent, la bouffisure du visage fai défaut, toutefois nous ferons remarquer ici que dans bien des cas l'œdème péri-malléolaire a été noté, ainsi que l'ascite, la diarrhée et les vomissements alimentaires bilieux. Quant aux hématémèses, elles rentrent dans les formes hémorrhagiques de l'ictère grave.

4° La rétinite albuminurique manque aussi à notre tableau, comme l'albumine du reste.

5° On n'a jamais noté l'hypertrophie du cœur avec ses bruits de dédoublement.

Toutes ces objections sont vraies et s'accordent très-bien avec les paroles de M. Charcot, qui, dans son cours, repousse l'idée d'urémie à propos de la fièvre intermittente symptomatique. Elles s'accordent surtout avec les paroles de M. Vulpian, qui, dans ses leçons sur la bile (1874), p. 150, n'admet l'urémie qu'autant qu'il existe un mal de Bright en coïncidence avec un ictère grave.

« Des pathologistes ont pensé que les accidents morbides de l'ictère grave pourraient bien dépendre d'une urémie venant compliquer l'ictère ou même le précédant. On s'est appuyé, pour soutenir cette hypothèse, sur les résultats de l'examen du sang et des reins dans l'ictère grave. Nous avons vu que, dans quelques cas, en effet, on trouve dans les reins des lésions caractéristiques du mal de Bright..... Comme, de plus, le sang contient plus d'urée qu'à l'état normal, cette hypothèse, au premier abord, paraît tout à fait rationnelle. Mais en examinant les choses de plus près, on reconnait bientôt que cette théorie n'est pas soutenable. D'abord la lésion est loin d'être constante, même dans le cas d'ictère grave ataxo-adynamique. De plus, il faudrait que la symptomalogie de l'urémie se retrouvât dans l'ictère grave, » ce qui n'est pas; et nous avons nous-même présenté les objections. M. Vulpian n'admet, en résumé, l'urémie coïncidant avec l'ictère grave que dans les cas où un mal de Bright vient compliquer l'atrophie aiguë du foie. Telle est la seule concession que fait M. Vulpian, et nous sommes pleinement de son avis, sauf à admettre que cette coïncidence est plus fréquente qu'il ne pense. Nous avons, je crois, démontré cette fréquence à l'article Anatomie pathologique. Certes nous n'avons pas la lésion type de la néphrite parenchymateuse, mais nous avons tout au moins son début: congestion, albuminurie parfois, dégénérescence des tubes, infarctus biliaires, cylindres hyalins, granuleux, teints par la bile et retrouvés dans l'urine qui a déposé. Aussi n'avons-nous pas l'urémie type, et n'avons-nous que quelques signes importants et quelquefois suffisants pour juger que l'émonctoire est atteint, qu'il sert mal, que le filtre retient au-dessus de lui des produits imparfaitement élaborés, viciés, charriés par un sang qui a passé par un foie profondément altéré.

M. Vulpian ne nous accorde pas l'urémie, il est vrai, mais il nous accorde à titre d'hypothèse, pour expliquer la gravité de l'ictère, l'influence des reins malades dégénérés et ne jouant qu'imparfaitement leur rôle principal. (P. 159, leçon XVIII, sur l'ictère grave; leçons sur la bile.)

Telle est aussi notre conclusion pour expliquer certains cas d'ictère grave terminés d'une façon funeste, chez l'adulte, la femme en couche qui avorte et meurt, et chez le nouveau-né. Le rein joue un rôle très-important en clinique, et c'est prendre une large part de sa pathologie que de l'étudier dans ses rapports avec le foie.

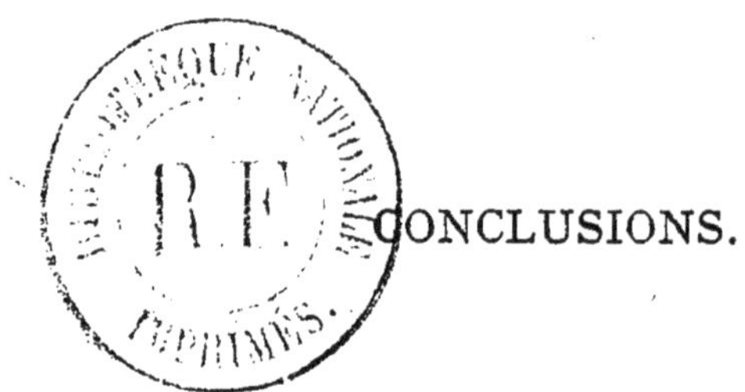

CONCLUSIONS.

Nous regrettons de ne pouvoir conclure sur les concomitances des maladies du foie et des reins exposées sommairement dans la première partie.

Quant à la seconde partie, nous croyons avoir établi :

1° Que, dans l'ictère chronique et dans l'ictère grave, le rein est souvent malade. (Infiltration pigmentaire et dégénérescence graisseuse.)

2° L'urine ictérique doit être minutieusement examinée au point de vue des preuves de la lésion rénale, l'albuminurie et les cylindres.

3° Pour attester l'altération du foie, on tiendra compte de l'urée excrétée en minime quantité, et dès lors, on cherchera la leucine et la tyrosine, produits inférieurs de la désassimilation incomplète.

Car où l'urée est en minime quantité, il faudra rechercher la leucine et la tyrosine, témoignages du défaut de désassimilation de l'organe formateur principal de l'urée, c'est-à-dire le foie.

4 L'anumie coïncide avec un mauvais état, quelquefois passager, du foie.

La polyurie peut être considérée comme une crise salutaire rapprochant l'urée de son taux normal et indiquant la guérison prochaine. (Bouchard, Brouardel. Ictères pseudo-graves.)

5° L'atrophie jaune aiguë du foie n'existe pas toujours, le rein peut être très-malade, alors que le foie l'est très-peu, et l'ictère qui survient rentre néanmoins dans le cadre des ictères graves. (Vallin, observation.)

6° L'ictère des femmes en couche est souvent très-grave, fait avorter et amène la mort, à cause de la lésion rénale qui, chez les femmes grosses, est assez fréquente.

7o L'urémie de cause simplement hépatique est encore à prouver.

8° La physionomie de l'ictère grave emprunte quelques traits à l'urémie chez l'homme, et à l'éclampsie chez la femme enceinte, à cause de la lésion rénale, qui à elle seule modifie le syndrôme ictère grave, en le compliquant d'accidents nerveux différents de ceux qu'on observe dans les ictères typhoïdes ou hémorrhagiques.

9o En résumé, nous croyons devoir placer à côté de ces deux dernières formes de l'ictère grave, jusqu'alors classiques, une forme rénale de l'ictère grave qui serait encore assez fréquente.

INDEX BIBLIOGRAPHIQUE

PREMIÈRE PARTIE

FRERICHS. — Traité clinique des maladies du foie. Editions, 1866 et 1877.

LÉCORCHÉ. — Traité des maladies du rein.

DE SINETY. — De l'état du foie chez les femelles en lactation. Thèse de Paris, 1873.

F. BABILLOT. — Des variations de la graisse dans le foie, dans quelques cas pathologiques. Th. de Paris, 1877.

H. CAZALIS. — De la dégénérescence amyloïde et de la stéatose du foie et des reins dans les longues suppurations et dans la septicémie chirurgicale. Th. de Paris, 1875.

GAILLARD-LACOMBE. — Th. de Paris, 1874. Syphilis du foie.

ARNOLD, BEER. — Die cingeiweide Syphilis. Tubingen, 1867.

CHARCOT. — Leçons sur les maladies du foie et du rein. Ed. 1877.

BECQUEREL et RODIER. — Traité de chimie pathologique, 1854.

JACCOUD. — Albuminurie, article. Dictionnaire des sciences médicales.

DURAND-FARDEL. — Etudes sur le diabète. Considérations thérapeutiques.

VERNEUIL. — Communication faite à la session du Havre (Les alcoolo-diabétiques, 19 octobre 1877. Gazette hebdomadaire).

Bulletin de la Société anatomique. — Castex, mars 1877.

— — Lataste, décembre 1877.

SECONDE PARTIE.

ROKITANSKY. — Handburch der patholog. Anat. Wien, 1842, tome III, p. 313.

HORACZECK. — Die Gallig. Dyscrasie, etc. Wien, 1843.

HANDFIELD-JONES. — London medical Gazette, 1847.

OZANAM. — De la forme grave de l'ictère essentiel. Th. Paris, 1849.

BUDD. — On diseases of the Liver. London, 1852.

LEBERT. — Ueber Icterus typhoïdes. Archiv Virchows, 1854.

LEBERT. — De l'ictère typhoïde. Archives générales de médecine, Lasègue et Follin, 1862.

BAMBERGER. — Handbuck der speciellen Pathologie und therapic redigirt von Virchow, t. VI, Erlangen, 1855,Erste Absheil Zweile Haelfle, p. 581.

FRERICHS. — Klinik der Leberkrankheiten, t. I, p. 202. Braunschweig, 1858.

CH. ROBIN. — Ictère grave. Observations. Gazette médicale, 1857, numéros du 11 juillet, 1er août et 17 octobre.

FRERICHS. — Traité des maladies du foie.

VULPIAN. — Leçons sur la bile. Cours à la Faculté de médecine, publié par le Dr A. Paulier, 1874.

BOUCHARD. — Obs. d'ictère pseudo-grave, publié par le Dr Michel. Gazette hebdomadaire, janvier 1877, nos 1 et 3.

WITHLA. — Note lue à la réunion d'Ulster (The Dublin Journ. of med. Science). Analysée dans la Revue des sciences médicales, du Dr Hayem, t. VIII (Urémie hépatique).

DEVAY. — Gazette médicale, 1843. Infarctus biliaires bouchant les tubes du rein.

P. JULIUS MÖBIUS. — Archiv der Heilkunde, 1er cahier, année 1877, p. 83. Ueber die niere beim icterus (Des reins dans l'ictère).

LEBERT. — Virchow Archiv, t. VII, p. 367.

BUDD. — Diseases of the Liver, 1845, p. 261.

JOHNSON. — Maladies des reins, p. 70. 1852.

VIRCHOW. — T. VIII, p. 363.

HERARD. — Ann. méd., 1859.

OZANAM. — Thèse de Paris, 1849.

Lettre de FRERICHS à OPPOLZER, 1854.

JAMES FINLAYSON. — British and foreign medico-chirurg. Review, janvier 1876. (Sur la présence des cylindres rénaux dans les urines albumineuses.)

NOTHNAGEL. — Harcylinder beim Icterus. Note sur la présence des cylindres dans l'urine des ictériques.

Deutsches Archiv f. Klin. med., XIIe volume, p. 326. (Revue de Hayem, t. III, p. 602.)

RANVIER. — Journal d'anatomie et de physiologie, 1857.

MORAND. — Observation d'ictère grave. Gazette des hôpitaux, 1873, page 162.

OLLIVIER. — Etude sur les maladies chroniques d'origine puerpérale § III, p. 567.

Archives générales de médecine, 1883.

BLOT. — Société de biologie, 1856 (foie gras de femmes grosses).

TARNIER. — Thèse inaugurale.

DE SINETY. — Thèse inaugurale.

BONNET. — Sepulchretum, t. II.

BLOT. — Bulletin academ. méd., t. XXX.

WOILLEZ. — Société médicale des hôpitaux, 1862.

DESSOLIS. — Th. de Paris, 1870. Atrophie jaune aiguë du foie.

MEUNIER. — Thèse de 1872. Ictère de femmes enceintes.

KERKSIG. — J. d'Hufeland, t. VII, 1794.

FOUCHER. — Th. de Paris, 1872.

VALLIN. — Contribution à l'anatomie pathologique de l'ictère grave. Gazette hebdomadaire, p. 487, 1867.

STEHBERGER. — Deux cas d'atrophie jaune aiguë avec stéatose rénale. Archiv. für Heilkunde, 1866.

JACCOUD. — Clinique de Lariboisière, p. 531 et suivantes.

E. FRITZ. — Note sur un cas d'ictère grave. Gazette des hôpitaux, 1863, nos 21 et 23.

FELTZ et RITTER. — Comptes-rendus de l'Académie de médecine, 1875-1876. Action des dérivés des acides biliaires sur l'économie.

POIGNÉ. — Exposé des principales théories de l'ictère grave. Thèse de Paris, 1877.

PETIT. — Thèse de Paris. Essai clinique sur l'ictère grave, 1863.

Paris. — A. PARENT. imprimeur de la Faculté de Médecine, rue M.-le-Prince, 29-31.

Paris. A. PARENT, imprimeur de la Faculté de Médecine, rue M.-le-Prince, 31.

www.ingramcontent.com/pod-product-compliance
Ingram Content Group UK Ltd.
Pitfield, Milton Keynes, MK11 3LW, UK
UKHW021100200726
13857UKWH00003B/1038